XV Congrès International de Médecine

Lisbonne — 19-26 Avril 1906

Section XVI

Médecine Légale

1.er FASCICULE

LISBONNE
Imprimerie Anglaise de Medicine
1906

XV Congrès International de Médecine

LISBONNE, 19-26 AVRIL 1906

Section XVI

Médecine Légale

LISBONNE

IMPRIMERIE ADOLPHO DE MENDONÇA

1906

Organisation de la Section

Présidents d'honneur

MM

STANLEY B. ATKINSON, M. R. C. S., L. R. C. P. Lond., Londres.
BROUARDEL, membre de l'Académie de médecine; médecin des Hôpitaux, Paris.
CLARK BELL, Esq., LL. D., président of the Medico-legal Society of New York.
EDOARDO GIAMPIETRO, docent d'otologie et de clinique des sourds muets à l'Université de Pavie, Florence.
LADISLAS DE FARKAS, médecin en chef d'hôpital, Budapest.
OTTO PODLEWSKI, dr. méd., Oderberg.

Comité d'organisation de la section

Président... M. Silva Amado.
Vice-Présidents.................................... MM. Lopes Vieira et Maximiano Lemos.
Secrétaire responsable.......................... M. Lima Duque.
Membres... MM. Ferreira da Silva; Egas Moniz;
    Freitas Costa.

Comité auxiliaire formé par la Medico-Legal Society — New York

Président. — M. Clark Bell, New-York.

Membres. — MM. Dr. J. Mount Bleyer, New-York; Dr. Georges Chaffee, Brooklyn; Dr. Charles E. Cole, New-York; Hon. Judge Abram H. Dailey; Hon. Ex-Judge John F. Dillon, New-York; Hon. Moritz Ellinger; Hon. L. A. Emery, Ellsworth; Prof. Marshall D. Ewell; Dr. Chas. Wood Fassett, St. Joseph; Judge Wm. H. Francis, New-York; Ex-Chief Surgeon General George Goodfellow, San Francisco; Dr. Wm. Lee Howard; Prof. Dr. Chas. H. Hughes; Dr. Jennie McCowen, Davenport; Dr. Richard J. Nunn, Savannah; Chief Surgeon W. B. Outten, St. Louis; Dr. Alfred Regensburger, San Francisco; Dr. Edward C. Register, Charlotte; Dr. Robert Reyburn, Washington; Surgeon General Nicholas Senn, Chicago; Chief Surgeon F. A. Stillings, New Hampshire; Dr. H. Edwin Lewis, New-York; Dr. Frederic Clift, Provo; Prof. John H. Musser, Philadelphia; Dr. Ramon Guiteras, New-York.

Rapports officiels

1. — Signes de la virginité et de la défloration dans les rapports médico-légaux.
   Rapporteurs : MM. Adriano X. Lopes Vieira, Coïmbre ; Adriano Alonso
   Martinez, Madrid.
2. — Faune cadavérique: son importance médico-légale.
   Rapporteur : M. Silva Amado, Lisbonne.
3. — Empreinte des mains: son importance médico-légale.
   Rapporteurs : MM. Silva Amado et Lima Duque, Lisbonne.
4. — Importance médico-légale des caroncules myrtiformes.
   Rapporteurs : MM. L. T. de Freitas Costa, Lisbonne ; Bibiano Escribano
   Sevilla et Joaquín Segarra Llorens, Madrid.
5. — Mécanisme de la mort par pendaison.
   Rapporteurs : MM. Carlos Bueno y Larrosa, Madrid ; Cipriano Moreno
   Grau, Madrid ; Georges Brouardel, Paris.
6. — Valeur de l'examen bactériologique des écoulements vulvo-vaginaux pour la
   détermination du contage vénérien.
   Rapporteur : N. N.
7. — Signes de la mort par submersion.
   Rapporteurs : MM. Adriano X. Lopes Vieira, Coïmbre ; Julián Fuentes
   y Fernández, Madrid.
8. — Les ecchymoses en médecine légale.
   Rapporteur : M. Eduardo Lozano Caparrós, Madrid.
9. — Avortements spontanés et criminels au point de vue médico-légal.
   Rapporteur : M. Stanley B. Atkinson, Londres.
10. — Recherches médico-légales des taches de sang.
    Rapporteur : MM. Ferreira da Silva et Alberto d'Aguiar, Oporto.
11. — Rapports entre le siège des contusions cérébrales et le point d'application
    de l'agent qui les a produites.
    Rapporteur : M. Gabino Samaniego Sacristán, Madrid.

Sujets recommandés

1. — L'épilepsie en médecine légale.
2. — Avortement provoqué: quand est-il permis?
3. — Valeur de la médecine légale dans l'étude du droit criminel.
4. — La meilleure législation du secret médical.
5. — Les effets de la loi civile et pénale envers les nés-vivants.
6. — Distinction entre les encoches naturelles de l'hymen et des
   déchirures de cette membrane.
7. — La copulation vulvaire criminelle.
8. — Organisation des services médico-légaux.
9. — Le corps de délit suffisant pour la poursuite criminelle.
10. — Docimasie hépatique.

SECTION DE MÉDECINE LÉGALE

Rapports officiels

THÈME I. — SIGNES DE LA VIRGINITÉ ET DE LA DÉFLORATION DANS LES RAPPORTS MEDICO-LÉGAUX

Par M. le Prof. ADRIANO X. LOPES VIEIRA (Coïmbra)

Directeur de la Morgue de Coïmbra

Je n'ignore pas combien on peut s'étonner que ce soit le professeur portugais de Médecine légale à Coïmbra, ville de petit mouvement dans la spécialité, plus petit qu'à Lisbonne et à Oporto, qui sont aussi sièges du même enseignement, qui se soit prêté à venir traiter une telle thèse devant un si grandiose congrès, sachant que je devrais le faire devant de grandes compétences et autorités dans la matière, et désirant aspirer à contribuer avec quelques nouveaux subsides à l'éclaircissement du sujet et à la plus pratique et positive solution du problème dans ses conditions possibles de grande incertitude.

Je vous demande cependant, Messieurs, que vous suspendiez pour le moment votre censure et que vous écoutiez avec bienveillance ce que je vais dire, pour que vous puissiez juger à la fin si j'ai obtenu quelques résultats utiles, en faisant une révision du sujet, en face de 25 spécialistes de médecine légale des pays les plus avancés, et en la comparant à mon observation personnelle.

Il faut en premier lieu que nous fixions ce qu'est et en quoi consiste la virginité.

On entend généralement et vulgairement par virginité — l'état d'une jeune fille qui n'a jamais eu de rapports sexuels ou coït; on pense également dans le vulgaire que cet état est toujours caractérisé par la possession de l'hymen intact, comme aussi que la perte de la virginité, par un ou plusieurs actes de copule, comporte toujours la perte de l'intégrité de l'hymen.

Il en est ainsi dans la généralité des cas; mais, comme c'est su et bien connu, il y a des exceptions dans l'un et l'autre cas.

Il est possible de rencontrer l'hymen lacéré, ou par inflammation ulcérative des organes génitaux extérieurs, ce qui est susceptible de se produire, surtout dans l'enfance, ou par l'action des doigts de la propre créature, ou par d'autres personnes, ou bien encore à l'aide ou par l'action d'un corps étranger qui le blesse et lacère, sans que ce soit le pénis: il y a, au contraire, des cas où l'hymen résiste à la copule et à la complète réalisation du coït et se conserve intact: — ou bien parce que l'ouverture en est ample, ou bien parce que cette membrane est très flasque, ou, au contraire, très résistante et élastique; comme le prouvent certains cas enrégistrés dans différents pays de femmes enceintes et jusqu'au moment même de l'enfantement, où l'hymen se conserva intègre.

Il peut en être de même chez des prostituées.

Mais, d'un autre côté, on sait également qu'une jeune fille peut permettre différents contacts lubriques, tout en ne consentant pas à la copule proprement dite, conservant ainsi son hymen intact; mais, dans de telles conditions, il répugnera à beaucoup de considérer une telle jeune fille comme vierge intacte et rigoureusement vierge, parce qu'ils la jugeront démoralisée et corrompue, ce qui conduit à la conclusion — qu'il ne suffit pas d'avoir l'hymen intact pour attester suffisamment la virginité.

Ainsi Lutaud, en France (*Man. de méd. légale*, 1886, pag. 20) a distingué *une virginité physique*, la seule qu'il dit devoir occuper le médecin légiste; et une *virginité morale*, que j'appelerai plutôt *chasteté*.

De la même manière Tourdes écrit (*Traité de méd. légale*, Paris, 1896, pag. 205) «*La virginité est l'état de la femme intacte de tout commerce avec les hommes*».

Et Strassmann, en Allemagne (*Manuale di med. legale*, Torino, 1901, pag. 128) reconnaissant également que l'hymen peut souffrir des lésions, pour des causes différentes de la copule sexuelle, ajoute — que les anciens écrivains désignaient ces cas de virginité morale subsistante, mais non pas de virginité physique.

Je n'irai pas plus loin sans faire remarquer dès maintenant que, pour moi, la virginité morale n'existe plus — dès que la femme s'abandonne à certaines manœuvres lascives sur ses organes génitaux externes ou permet le contact de l'autre sexe, quoique le coït ne se réalise pas. La virginité morale existe au contraire, — si l'hymen a été lacéré par la maladie ou par quelque désastre accidentel.

Quoiqu'il en soit, ce qui nous occupe en médecine légale c'est uniquement la virginité physique, plus proprement désignée sous ce nom, parce que la virginité morale ou sa perte n'est pas chose *tangible*, ni pratiquement déterminable, ni qui puisse faire objet d'investigation médico-légale.

C'est pour cela aussi que des écrivains de médecine légale ne s'occupent que de la virginité physique, sans même faire allusion à l'autre.

Par les considérations antécédentes que j'ai exposées, je définis la *virginité* — l'état de la jeune fille nubile ou femme qui n'a jamais subi la copule charnelle, qu'il y ait ou non intégrité de son hymen.

Qu'on ne s'imagine pas cependant, en entendant ou en lisant une telle définition, que j'ignore ou que je prétends contester la valeur et l'importante signification qu'a un hymen intact comme signe de virginité. Il est supérieur à n'importe quel autre qui peut accompagner et accompagne l'existence de cet hymen; car ce que je veux souligner c'est — que c'est seulement le coït qui fait perdre la virginité, et que ce même coït, qui lacère presque toujours l'hymen, peut ne pas le faire; car il y a des cas où l'hymen reste intact, comme je l'ai indiqué précédemment.

Au contraire, quant aux autres signes de virginité dont tous les auteurs parlent plus ou moins, comme — la fraîcheur du visage, la dureté des seins, leur érection, le resserrement des grandes lèvres vulvaires, la pudeur développée et susceptible, je ne leur donne que peu d'importance, parce que ce ne sont pas de tels signes qui peuvent résoudre les difficultés et éviter les erreurs dans les cas embarrassants de copule unique ou peu répétée — de coït non récent mais pas très ancien, comme dans quelques cas de soupçons de viol, où l'intervention judiciaire est tardive, ainsi que l'examen des experts.

Étant donnée, comme je prétends l'avoir établi, la définition ci-dessus de la virginité au point de vue des exigences médico-légales et pour servir de règle aux experts dans leurs rapports, nous devons maintenant examiner — ce qu'est, et en quoi consiste la défloration, et quels en sont les signes qui permettent de la reconnaître.

Définir ce qu'est la défloration sera assez facile, dès que l'on saura en quoi consiste la virginité; car on devra accepter et reconnaître comme défloration — la perte de la virginité; c'est ainsi que l'on entend généralement, et il n'y a pas de raison pour ne pas l'admettre.

L'apparente simplicité de la définition est loin pourtant d'éviter les difficultés subséquentes; car si la virginité a pour caractère absolument vrai et constant—l'abstention de copule *ab initio*, mais non pas toujours l'intégrité de l'hymen, on conçoit combien il peut surgir de difficultés, quand on veut reconnaître l'absence de la virginité, dès que l'on ne peut pas donner d'indications suffisantes et précises sur l'état de l'hymen.

Et comme il peut en être ainsi en effet, dans beaucoup de cas, il devient nécessaire d'invoquer tous les subsides que l'observation peut accumuler dans les différents centres d'études.

Telle est la raison d'être de ce congrès et de tous ses congénères, qui par eux seuls constituent un puissant stimulant pour le travail et l'observation personnelle, comme pour ne pas laisser passer inaperçus et ne pas oublier les cas plus ou moins intéressants, que chacun observe sur le point du globe où il se trouve, et quel que soit le milieu scientifique où il vit et où il exerce sa profession.

Signes de la défloration

De même que la virginité physique est ordinairement accompagnée de l'intégrité de l'hymen, qui est son véritable et plus sûr caractère, à part quelques exceptions qui peuvent se présenter, mais qui sont peu fréquentes, même rares; de même la défloration est habituellement caractérisée et reconnaissable par la lacération et déchirure de l'hymen, sauf quelques cas exceptionnels de lacération sans qu'il y ait eu de copule.

Différentes sortes de difficultés peuvent cependant surgir, quand il s'agit de vérifier s'il y a eu ou non défloration; et ces difficultés vont se développer dans les chapitres suivants:

(a) Reconnaître les lacérations de l'hymen.
(b) Reconnaître s'il y a eu copule.

(c) Reconnaître la possibilité de la défloration, malgré l'intégrité de l'hymen.

(d) Déterminer si même dans ce cas les experts devront dire qu'il y a eu défloration.

(a) Reconnaissance des lacérations de l'hymen

Littérature étrangère

C'est seulement ceux qui n'ont pas eu la pratique d'un service hospitalier de clinique de maladies vénériennes et corrélatives, qui peuvent ignorer dans quelle incertitude se trouvent quelquefois les plus savants pour décider si un hymen est ou non lacéré.

Ces difficultés et ces incertitudes apparaissent quand l'hymen se présente d'une certaine manière fendillé ou découpé; parce que l'on peut confondre les découpures ou entailles naturelles et congénitales avec celles qui peuvent résulter de la copule; et aussi quand il existe quelques entailles très petites dans un hymen de jeune fille mineure et de condition sociale inférieure, où l'on comprend mal la possibilité de la copule sans de plus grandes lacérations, et si d'un autre côté l'on doit reconnaître le plus grand risque auquel sont exposées les enfants du sexe féminin de la classe pauvre d'acquérir des inflammations vulvaires ulcératives, ou d'être exposées à des jeux qui peuvent offenser l'hymen.

Je connais, par la littérature médico-légale et par des figures représentant des cas authentiques dans presque tous les traités et manuels de médecine légale à l'étranger, la possibilité de confusion de quelques découpures naturelles de l'hymen avec celles qui peuvent résulter de la copule.

Pour ma part, je n'ai pas rencontré de ces cas, quoique ayant déjà observé quelques cas d'hymen bien découpés, mais cela d'une façon toujours si régulière, si symétrique et si peu profonde, qu'aucun doute ne m'est resté que ces dispositions étaient naturelles.

Mais parce que l'on pense généralement, ces caractères de régularité, de symétrie et de peu de profondeur des entailles et découpures d'un hymen ne suffisent pas à faire éviter les erreurs dans les cas intermédiaires, où il y a moins de symétrie, moins de régularité et plus de profondeur, on a pu alors penser à la possibilité de distinguer encore la fente ou entaille naturelle d'un hymen de sa déchirure, pour la circonstance de cette déchirure

montrer ou devoir montrer une cicatrice au sommet ou au fond
de celle-ci, et même par le fait, sans doute rare, de pouvoir
observer quelquefois l'union bord à bord de la déchirure, ce
que Brouardel (*Des causes d'erreur dans les expertises relatives
aux attentats à la pudeur*, Paris, 1883, pag. 17) croit avoir reconnu,
et que Thoinot (*Attentats aux mœurs*, Paris, 1898, pag. 471) admet
aussi avoir lieu exceptionnellement, contre Dixon Mann (*Forensic
medicine and Toxicology*, London, 1899, pag. 99) qui n'admet pas
la possibilité d'une union semblable.

Nous allons voir combien est encore incertaine, divergente et
mal définie ou peu précise la plus moderne littérature médico-
légale étrangère sur ce point.

Nous citerons Tourdes, Thoinot et Vibert, en France; Ziino,
Filippi et Lombroso, en Italie; Hofmann, Maschka, et Hofmann-
Kolisko, en Autriche; Taylor, Dixon Mann et Vivian Poore, en Angleterre; Strassmann, en Allemagne; Witthaus and Becker et Peterson and Haines, aux États-Unis d'Amérique.

Tourdes (*Traité de méd. légale*, Paris, 1896, pag. 204 et suiv.)
considérant, comme point plus important du sujet, la distinction
à faire entre les déchirures et les entailles naturelles de l'hymen,
quand il ne s'agit pas de déchirures récentes, qui se distinguent
par la rougeur, la tuméfaction, la secrétion sur ses bords, dit—que
le diagnostic différentiel se base sur le siège, la forme des entailles ou dentelures et principalement *sur l'existence ou non existence d'une cicatrice*, parfois difficile à reconnaître (sic), dès que
l'hymen a repris la couleur de la muqueuse.

Mais cet auteur ne dit pas si la cicatrice peut prendre une couleur blanchâtre qui la fasse reconnaître, ni si elle augmente de
consistance d'une manière sensible; il ne parle pas non plus des
modifications qui peuvent se voir dans les coins extérieurs des
morceaux formés par les déchirures.

Thoinot (*loc. cit.*, pag. 47 et suiv.) dit que les bords d'une déchirure hyménale seulement par exception s'unissent, et que d'ordinaire la surface sanglante des bords se couvre d'une fine muqueuse, du même aspect et aussi consistante que l'autre.

Et décrivant (pag. 48) les cas d'exceptions, il ajoute que dans
ceux-ci la soudure a lieu en tout ou en partie de la déchirure, et
elle y arrive à former une ligne *cicatricielle blanchâtre*.

Quant aux modifications, qui ont lieu par copule répétée, il dit que ces modifications consistent dans le développement des déchirures, ou la production de nouvelles, arrivant à produire comme résultat la formation de fragments hyménaux, *dont le volume se réduit* (sic)

VIBERT, de son côté, écrit (*Précis de médecine légale*, Paris, 1903, pag. 362) que les lacérations de l'hymen, quand elles sont peu nombreuses et peu profondes, ont *les bords lisses, réguliers et avec la surface muqueuse du même aspect que le reste;* et que *rarement* (sic) *on distingue une vraie cicatrice au fond de la déchirure.*

Cet auteur avant déjà dit antérieurement que, quand les déchirures sont multiples et complètes et que la copule continue, les fragments de l'hymen se contractent et se réduisent à l'état....

En Italie, ZINO (*Compendio di med. legale e di giurisprudenza medica,* Milano, 1899, pag. 21) dit—que les lacérations hyménales se guérissent par cicatrisation, mais l'auteur ne dit rien sur les caractères distinctifs des cicatrices, et ajoute seulement que la cicatrice se ferme en 8 à 10 jours, suivant ses observations personnelles, concordantes avec celles de Toulmouche!!

FILIPPI (*Manuale di med. legale,* Firenze, 1896, vol. I, pag. 183) a recommandé—que l'on recherche toujours bien à distinguer ce que peut être le produit d'une néoplasie cicatricielle dans une déchirure de l'hymen, et ce que peuvent être d'autres entailles capricieuses, d'origine congénitale. Il ne dit rien de plus à cet endroit, ni plus loin quand, à la pag. 804, il s'occupe du diagnostic médico-légal de l'état de l'hymen.

LOMBROSO (*Lezioni di med. legale,* Torino, 1900, pag. 407), s'occupant de la défloration, ne dit rien sur les points les plus délicats de la question, comme—la difficulté de distinguer la cicatrice du fond d'une déchirure hyménale, et celle de suivre les modifications qui ont lieu sur les bords et les coins de celle-ci!

En Autriche, le regretté professeur HOFMANN a laissé écrit dans les *Nouveaux éléments de médecine légale,* Paris, 1881, pag. 65) que la guérison complète des lacérations hyménales par première intention et sans formation de cicatrice est impossible (sic).

Il a reconnu et bien défini la difficulté qu'il y a à bien distinguer les cicatrices, en disant *que seulement dans* les cas rares (sic) on rencontre ces cicatrices blanchâtres, de consistance ferme ou tendineuse, mais plutôt couvertes d'une peau très fine.

Mascnka (*Trattato di med. legale*, Napoli, 1893, vol. III, pag. 122) se rapportant aux modifications par lesquelles passent consécutivement les déchirures de l'hymen, en vertu du *processus* de cicatrisation, dit qu'après quelques jours la cicatrisation ayant eu lieu (sic)—*les bords des lacérations ou déchirures deviennent plus fermes et plus résistants que le reste de l'hymen*. Et plus bas il ajoute que les fragments de l'hymen qui résultent de multiples déchirures deviennent charnus et myrtiformes.

Hofmann-Kolisko (*Trattato di med. legale*, Milano, 1904, tom. I, pag. 112), traitant également des caractères différents entre les entailles naturelles et les déchirures de l'hymen, recommandant que l'on examine toujours bien si dans le fond ou au sommet on rencontre une cicatrice, ou si la muqueuse est normale finissent par dire cependant—que cette cicatrice n'est pas toujours bien visible ou manifeste, et *que c'est seulement dans des cas rares, et quand les lacérations sont profondes, que l'on rencontre des cicatrices blanchâtres, de plus grande consistance et même d'aspect tendineux*.

Et finalement, il attache encore de l'importance à d'autres caractères des bords et des angles des fragments ou fentes, et dit que quand les angles se présentent uniformément arrondis, ils indiquent plutôt qu'il s'agit d'une entaille congénitale; ce qui est une doctrine nouvelle, si on la compare a ce qu'ont écrit les prédécesseurs de l'auteur.

En Angleterre, Taylor (*The principles and practice of med. jurisprudence*, 1894, vol. II, pag. 450) ne dit rien sur la partie la plus douteuse de la doctrine des signes positifs de la défloration dès qu'elle n'est pas récente ou après la complète cicatrisation des lésions hyménales!

Dixon Mann (*Forensic med. and toxicology*, London, 1899, pag. 99) est des écrivains les plus précis et complets sur la question. Il dit expressément — qu'après la cicatrisation des déchirures hyménales, *les bords de ces déchirures grossissent et s'arrondissent*, et que si le coït continue a se répéter et s'il y a plus d'une déchirure, il se produit des excroissances charnues myrtiformes ou des lambeaux arrondis, formés aux dépens des fragments hyménaux.

Il ajoute encore que ces excroissances charnues, peu de temps après être bien cicatrisées, sont flasques et rouges; plus tard dures et plus claires.

Finalement l'auteur affirme, comme Hofmann, que les déchirures de l'hymen ne s'unissent jamais.

VIVIAN POORE (*Treatise of medical jurisprudence*, London, 1902, pag. 332) est essentiellement méticuleux: et il arrive à conclure que par la simple inspection seulement de l'hymen aucun médecin ne peut se dire compétent pour savoir s'il a devant lui une VIRGO INTACTA!

Ainsi, il ne tente même pas à examiner s'il y a des signes de défloration au moins quand ils sont récents; et il ne dit rien de l'aspect de la cicatrice des déchirures hyménales, ou de la consécutive modification des fragments que leur multiplication détermine, comme nous venons de le voir dans Dixon Mann et dans Maschka et Vibert.

En Allemagne, Strassmann, de Berlin dit (*Manuale di med. legale*, Torino, 1898 à 1901, pag. 132): — que tant qu'il n'y a pas eu accouchement, les lacérations hyménales se réduisent à des *découpures qui se maintiennent ainsi*, et seulement après accouchement qu'elles se convertissent en excroissances charnues myrtiformes; et que les lacérations pour se cicatriser prennent de 3 à 14 jours.

Et (page 134) il ajoute encore *que toutes les cicatrices de l'hymen et spécialement ses lacérations marginales ne sont pas dures et de blancheur tendineuse, mais plutôt molles et se détachant peu du reste de la muqueuse*.

Et il ne dit rien de plus sur les modifications ultérieures des déchirures ou de leurs angles!

Dans l'Amérique du Nord, WITTHAUS and BECKER (*Medical jurisprudence, Forensic medicine and Toxicology*, New York, 1894, vol. II, pag. 435) s'appuient sur Toulmouche pour dire que les déchirures de l'hymen se guérissent en 8 à 12 jours, pouvant cependant parfois demander jusqu'à 20 jours, d'après Tardieu. Les mêmes auteurs ajoutent que la cicatrice, rouge au commencement et très souvent de la même couleur que le reste de la membrane,

montre plus tard une ligne blanchâtre ; et plus loin (pag. 136) qu'
avec le temps, *les bords des déchirures deviennent lisses et arrondis,*
(sic) en vertu de la formation du tissu cicatriciel.

PETERSON and HAINES (*Text-book of legal medicine and toxicology,* Philadelphia and London, 1903 à 1904, vol. II, pag. 132),
considérant facile la reconnaissance de toute lacération hyménale
tant qu'il n'y a pas cicatrisation complète et qu'il subsiste quelque tuméfaction d'origine inflammatoire, ils confessent que cela
peut être difficile plus tard, se limitant à dire à ce propos — que
la reconnaissance en de telles circonstances dépendra de *l'extension des lacérations et de la formation consécutive* du tissu cicatriciel ; mais ces auteurs ne disent pas comment la reconnaissance
en doit être faite !

Ma doctrine à propos des signes de défloration

Si j'ai enregistré ici et fait une place dans ce rapport à la
doctrine des auteurs les plus modernes de la spécialité des pays
étrangers, ça n'a pas été seulement pour rendre à ces savants et
à leurs observations un hommage de considération, mais aussi
pour que l'on puisse vérifier facilement et immédiatement en quoi
s'écartera mon opinion individuelle sur le sujet, ainsi que mes
convictions et ce que je pense des autres.

En exposant mes idées, je ne me suis guidé que sur mes observations, sans m'occuper en aucune manière des observations des
autres.

Quant à moi, les signes de défloration varient considérable-
ment non seulement s'il s'agit d'une défloration récente, ou bien
d'une défloration plus ou moins ancienne, mais aussi suivant
que la créature déflorée continue ou non à répéter la copule, et
que cette répétition sera plus ou moins multipliée.

Ils varient aussi dans le cas d'un hymen mince ou membraneux, formant à peine une pellicule en travers du vagin, ou bien
au contraire, s'il s'agit d'un hymen dur et charnu, formant une
forte bordure ou écran résistant.

Et la diversité d'aspect de la déchirure ou des déchirures
d'un hymen, suivant les différentes conditions indiquées, est si
considérable, qu'il est impossible de faire de ces déchirures et de
l'aspect qu'elles prennent successivement une seule description

exacte, ou indiquer un seul ordre de signes de défloration pour tous les cas. Et, en pensant ainsi, je m'éloigne de tous ceux qui ont écrit sur le sujet.

Dans les hymens membraneux, les déchirures, après être cicatrisées en un temps variable de 4 à 12 jours ou même plus, si elles ne sont que marginales, arriveront à ne plus se reconnaître des entailles ou découpures naturelles de l'hymen si ce n'est (a) par leur moindre profondeur et (b) par leur symétrie plus ou moins grande. Eh! bien, quant à moi, il ne m'a pas été possible de reconnaître ni au sommet et encore moins sur les bords — la cicatrice blanchâtre à laquelle font particulièrement allusion Witt-haus et Becker, ainsi que Strassmann, et Hofmann-Kolisko; et cela même en me servant d'une loupe. Aussi, je n'ai pas confiance dans ce signe, et je ne le considère pas comme un auxiliaire important pour le diagnostic de la défloration dans un hymen membraneux. Je ne prétends pas cependant contester ce que les autres peuvent avoir observé.

Voici un second point de doctrine qui s'écarte aussi de ce qui est généralement accepté.

Plus tard encore, également dans le cas de l'hymen membraniforme, et bien que la créature déflorée ne continue pas la copule, comme cela arrive surtout avec quelques mineures violées ou estropiées, un nouveau caractère ou signe de défloration peut s'ajouter à celui de la déchirure hyménale. Je veux me rapporter à un épaississement circonscrit qui peut se produire dans l'un ou dans les deux coins d'une déchirure, arrivant à former une espèce de tubercule, facile à distinguer à l'œil nu et encore mieux avec une loupe, et qui se montrent sur les pièces conservées de la collection pour l'enseignement que j'organise.

Ce n'est pas un signe constant, ni pas toujours bien prononcé; mais il est fréquent, ce qui n'arrive pas à cet aspect blanchâtre d'une cicatrice dans la déchirure de l'hymen.

C'est ce signe qui m'a permis de reconnaître sur le cadavre d'une enfant de 12 ans, morte noyée, qu'une lacération que son hymen présentait n'était pas due à un viol récent, que l'on aurait cherché à cacher, en jetant l'enfant à l'eau, mais qu'au contraire c'était l'effet d'un traumatisme ancien.

A part ce cas, j'ai encore eu occasion d'en rencontrer d'autres.

Enfin, les fragments des hymens membraniformes grossissent peu à peu; et avec le temps et la répétion du coït, ils finissent par prendre un aspect charnu, et alors plus ou moins blanchâtre.

Dans les hymens charnus déchirés mon observation n'est encore retombée que sur les effets de défloration ancienne, suivie de coïts très répétés; et dans ce cas j'ai toujours vu que, consécutivement à la cicatrisation des déchirures hyménales, les bords de celles-ci se rétractent et grossissent progressivement, en conservant, pendant longtemps, la même couleur que le reste de la muqueuse, également sans blancheur reconnaissable, ni au sommet, ni sur les bords des déchirures, de même que pour les fragments des hymens membraniformes; et c'est seulement plus tard, et quand les déchirures sont bien complètes, que la rétraction des fragments devenant plus facile et plus prononcée, ces fragments grossissent de plus en plus, se décolorant et devenant même blanchâtres sur les bords, à cause de la diminution de l'irrigation sanguine, résultante des interruptions vasculaires.

Ces fragments finissent par perdre la forme et l'aspect de découpures hyménales, à tel point qu'on ne peut plus se faire idée de la forme qu'avait au début l'hymen; ils prennent alors l'aspect de franges ou *caroncules* de l'entrée vaginale, de forme épaisse, de consistance dure, de couleur blanchâtre, surtout sur les contours, même s'il n'y a pas eu d'accouchement; car dans ce cas, de nouvelles lacérations se produisent, ainsi que de plus grandes retractions cicatricielles, suivies de l'isolement des caroncules.

Malgré cela il est évident que, de tous les signes de défloration indiqués, les plus importants et les plus intéressants sont ceux des premiers quinze jours après la défloration; parce que c'est dans cet espace de temps que le pouvoir judiciaire intervient et demande l'avis des experts.

Et ainsi on verra également que, quelle que soit la divergence des observations et des observateurs relativement aux caractères qu'on vient à rencontrer dans les déchirures hyménales après ce temps ou plus tard encore, il est toutefois certain que ce n'est pas en quinze jours qu'une cicatrice de lacération hyménale devient dure et blanchâtre, quelque soit la forme de l'hymen où le cas a lieu; ce ne peut pas non plus être en un si court espace de temps qu'il peut y avoir la rétraction, dont j'ai parlé, d'un des angles de la déchirure.

Donc nous devons conclure que, ou bien l'examen des experts est fait très tôt, avant que les lacérations soient cicatrisées, et

alors la défloration se reconnaît facilement; ou bien les lésions
sont déjà cicatrisées, et alors il ne faut pas penser les distinguer, ni
par la grande consistance, ni par la grande épaisseur, ni par la
couleur blanchâtre du fond ou des bords; et alors on pourra seulement supposer qu'il y a eu déchirure et qu'il ne s'agit pas d'une
entaille naturelle, en constatant l'irrégularité de la forme, la dissymétrie de la position, et surtout quand il y a seulement une ou
deux entailles.

Telle est mon opinion.

(b) *Reconnaître s'il y a eu copule avec défloration*

Le problème suivant — quels sont les meilleurs et les plus
sûrs signes de défloration n'est proposé, ni ne tend à être résolu
que pour conclure s'il y a eu ou non copule charnelle; puisqu'il
n'y a défloration proprement dite, que seulement s'il y a copule;
et l'on ne peut dire simplement qu'une jeune fille est déflorée
parce que son hymen est lacéré, si cette lacération résulte d'une
tout autre cause que la copule.

Ainsi, on peut dire que la défloration équivaut à l'affirmative
qu'il y a eu copule; et s'il y a des signes de défloration, on devra
conclure que ceux-ci sont également des signes de copule réalisée.

Voici pourquoi je ne crois pas devoir ajourner la question
de l'épigraphe.

Quelques écrivains de médecine légale, et particulièrement
Thoinot et Vibert, à Paris, disent que jamais les experts ne doivent
conclure dans leurs rapports médico-légaux — *que la défloration
vérifiée provenait de la copule*; non seulement parce qu'ils ne l'ont
pas observé, mais parce qu'ils ne peuvent pas se prononcer sur des
lacérations de l'hymen, du moment que différentes autres causes
peuvent avoir produit ces lacérations, comme l'action d'autres
corps plus ou moins rigides, les doigts, *un processus* inflammatoire et ulcératif; et ces mêmes auteurs veulent que les experts
se limitent à conclure — que la lacération vérifiée de l'hymen peut
être due à la copule ou à un autre acte équivalent.

Je profite de l'occasion pour m'insurger, au nom des conve-
nances de la justice et de la morale sociale, contre une telle opinion; attendu que, si l'on ne peut pas conclure par les lacérations
de l'hymen qu'il y a eu certainement copule et par conséquent
défloration, on peut et doit conclure cela comme étant très probable, et ajouter qu'il doit et être ainsi, sauf preuve du contraire,

par rapport à quelqu'une des hypothèses ci-dessus indiquées.

Voilà la véritable doctrine qu'on doit appliquer dans la pratique médico-légale.

(c, d). *Reconnaissance de la défloration possible, malgré l'intégrité de l'hymen.*

Il est indéniable que quelquefois la défloration sera certaine, et on devra l'admettre quoiqu'il il n'y ait pas lacération hyménale; puisqu'il est prouvé et connu que différentes femmes ont conçu et ont été enceintes, tout en gardant leur hymen intact, et d'autres ont pu répéter le coït plusieurs fois sans avoir de lésions hyménales.

Ainsi, il paraîtra à première vue que les signes de défloration ne sont pas seulement ceux dont je me suis occupé dans l'épigraphe (a), mais aussi ceux qui permettront de reconnaître la réalisation du coït en dépit de l'intégrité de l'hymen.

Il n'en est pourtant pas ainsi, comme on va le voir.

Si l'hymen est intact, on pourra dire qu'il y a eu défloration, dès que l'on pourra reconnaître également qu'il y a eu coït, cela en dépit de cette intégrité, ce qui est conforme à la définition non seulement de la virginité (pag. 3) ainsi que de celle de la défloration (pag. 4).

Toutefois, dans le champ médico-légal, et dans un rapport d'experts, on ne pourra seulement soutenir *la possibilité qu'il y ait eu copule* dès que l'hymen se trouve intact et dans certaines conditions, qui sont, comme on l'admet généralement, (a) la grandeur de l'ouverture de l'hymen, en coïncidence (b) avec l'élasticité et la résistance suffisante pour pouvoir être repoussé et permettre une copule moins complète et moins parfaite; tout cela principalement (c) quand l'entrée vaginale se trouve lubrifiée par le flux cataménial ou par quelqu'autre écoulement.

Cela veut-il dire que ces caractéres hyménaux sont signe de défloration?

Non, certainement, parce qu'ils ne signifient pas qu'elle ait eu lieu, mais seulement qu'elle peut s'effectuer ou avoir déjà eu lieu, malgré l'intégrité de l'hymen.

Pour arriver à cette conclusion les experts pourront tirer parti de l'étude de la moralité de celle qui se plaint d'avoir été violée; mais rien de plus.

CONCLUSION

La virginité en Médecine légale est l'état de la jeune fille nubile qui n'a pas encore exercé la copule.

Les signes de virginité à considérer dans un rapport médico-légal sont, tout d'abord — l'intégrité de l'hymen, et *en second lieu*, l'union et la fermeté des grandes lèvres de la vulve, la rigidité et la position redressée des seins, et l'apparence pudique ou honnête.

Toutefois, la lacération ou les lacérations hyménales ne signifient pas toujours défloration; car, bien que très exceptionnellement, elles peuvent être dues à une cause différente de la copule.

Et également l'intégrité de l'hymen n'exclue pas absolument la possibilité qu'il y ait eu copule et qu'il y ait absence de virginité; mais cela ne pourra arriver que quand l'hymen se présentera comme extensible et en même temps résistant, sans être étroit, le tout de manière à permettre la pénétration du membre viril dans le canal vaginal sans que l'hymen soit lacéré.

De là l'idée de vouloir considérer aussi ces caractères de l'hymen comme signes auxiliaires du diagnostic de la défloration de l'hymen, ce qui peut seulement s'admettre quant à *la possibilité* de cette défloration, sans jamais en donner la certitude.

Les lacérations hyménales se distinguent généralement des entailles et franges congénitales de l'hymen, même quand elles ne sont pas récentes — (a) par la dissymétrie de leur position, (b) par leur plus grande profondeur, (c) quelquefois par le grossissement de quelques-uns des coins ou pointes des fragments formés par la déchirure, qui commence en forme de tubercule, reconnaissable à simple vue, surtout sur les hymens peu épais.

Plus tard survient l'épaississement de tous les fragments, accompagné de durcissement et décoloration de ceux-ci en plus ou moins de leur extension, et jamais bien limité au vertex de l'angle entre les divers fragments de l'hymen, ni au fond de la séparation des caroncules.

THÈME 9 — AVORTEMENTS SPONTANÉS ET CRIMINELS
AU POINT DE VUE MÉDICO-LÉGAL

(Medico-legal relations of spontaneous and of criminal abortion)

Par M. STANLEY B ATKINSON (Londres)

A spontaneous abortion implies a pathological causation. It may result from an ectopic or a molar pregnancy; from bad hygiene and the neglect of rules of health by the woman; from a trade disease or some constitutional disorder, when the abortion may be recurrent, so-called «habitual». The first causation leads inevitably to abortion, which may be deferred however, almost indefinitely i. e. «missed», so that microscopical evidence may be necessary to identify the delayed uterine ejecta as products of graviditas. *Deciduoma malignum* is associated with vesicular degeneration of the placenta and possibly may at times follow malpraxis. To this class of abortion may be appended, as being recognisedly non-criminal in intention, legitimate and therapeutic modes of terminating a dangerous pregnancy (for a detailed consideration of this category *vide* the writer's communication: *When abortion is justifiable*).

Spontaneous abortion is rarely discussed in a court of law; occasionally female chastity may be tested by examining uterine ejecta.

By criminal abortion is implied the artificial interruption of pregnancy with the intention of destroying the foetus, whose life is thus ignored. If no pathological harm results the *corpus delicti* may never come to light, but if a septic and fatal infection results a constructive felonious homicide will have been perpetrated. It is usually the desire of all parties concerned to keep undisclosed the whole nefarious transaction. As Garth said:

> And how frail nymphs by abortion's aid
> To loose a substance — to preserve a name!

Criminal abortion may be attempted in the early months of pregnancy by general physical violence, including the cruelty of a husband. Later, reputed abortifacient drugs may be ingested, having been procured through a hinting advertisement; it will be for the jury to decide, if a *noxious drug* has been administered.

Finally as the other means have failed and the outward and visible sign of graviditas is showing itself, as a last resource local manipulation is invoked.

In strict law all attempts to procure abortion in its wider sense are criminal, but in practice it is only unskilled criminal abortions which become public, owing either to the severe illness or to the uncertified death which follows.

Attempts during the earlier months of gestation are more particularly dangerous, for the patient does not regard her condition as worthy of the necessary precautionary rest and further the uterine vessels may not be occluded nor the involution of the uterus take a normal course.

A woman may treat her obnoxious condition secretly; she may invoke the aid of an accomplice, or an abortionist may be prompted to act by a third party, the woman being ignorant of the felonious design. A woman cannot be convicted of attempting to procure abortion upon herself unless she was in fact pregnant, *quaere*, if the foetus is dead can she be said to be pregnant ? If the termination is fatal she is felo de se.

In the other cases a statutory punishment is awarded where it is proved that abortion has been attempted and should the victim die as a result, constructive murder will be the charge.

Two minor practical points may be mentioned :

1. How far, by drug or by alteration in the mode of life, can the onset of labour be accelerated or postponed ?

2. What is the position in clinical jurisprudence of a medical man called in to attend a woman who has been the subject of an attempt at abortion ?

THÈME : SIGNES DE LA MORT PAR SUBMERSION

Par M. le Prof. ADRIANO X. LOPES VIEIRA (Coïmbre)

Directeur de la Morgue de Coïmbre

Je me suis proposé de m'occuper aussi du sujet : *Signes de submersion*, qui figure dans le programme de ce Congrès, non seulement par ce qu'offre encore d'incohérent la littérature respective médico-légale étrangère, la plus autorisée et la plus moderne, surtout à propos d'un des procédés les moins fréquents, par lequel on peut mourir immergé dans l'eau ou dans un autre liquide, sans que ce soit par asphyxie aquatique, mais aussi par la nécessité que je crois de devoir rendre plus connu un tel mécanisme anormal de la mort du noyé ; et finalement pour voir aussi s'il serait possible d'arriver, dans la pratique médico-légale à pouvoir affirmer, dans une telle hypothèse, *la réalité* de la mort par submersion, au lieu de la *simple possibilité*, qui est l'unique et naturelle solution que le problème a l'habitude d'avoir jusqu'à ce jour, considérant cette dernière solution comme la plus prudente et la plus facile à soutenir.

En plus des raisons déjà exposées du choix du sujet, il se trouve que ma propre observation, bien que n'étant pas appuyée sur beaucoup de statistiques personnelles, me conduit à une conclusion assez différente de celle qu'indiquent les médecins légistes étrangers sur la rareté de la mort par submersion sans asphyxie, que je considère, au contraire, relativement fréquente.

L'incohérence de la littérature médico-légale étrangère se voit par le fait que *Taylor* ne fait pas allusion au mécanisme de la mort des noyés et, comme lui, d'autres auteurs qui se contentent de dire en général et de reconnaître seulement que dans la mort par submersion il peut manquer tous les signes qui la caractérisant —sans toutefois qu'ils cherchent à distinguer pourquoi et en quelles conditions ceux-ci manquent; *Dixon Mann* et *Vivian Poore*, en Angleterre, affirment expressément d'un autre côté la possibilité de la mort submersive par un tel procédé, ainsi que *Strassmann* à Berlin et *Vibert* à Paris leur donnent une attention et une importance toute particulière, *Witthauss* et *Recker* de même que *Peterson* et *Haius*, dans l'Amérique du Nord, allant jusqu'au point de formuler une statistique des cas de mort syncopale dans l'eau, en relation avec ceux d'asphyxie aquatique.

En général, tout le monde pense que dans le cadavre de tout individu qui meurt sous l'eau ou sous un autre liquide inerte ou tout au moins avec l'entrée des voies respiratoires immergée ou obstruée par le liquide, un tel genre de mort se reconnaîtra dans la généralité des cas par un ensemble de signes assez importants et caractéristiques qu'il suffit d'énumérer et qui sont les suivants:

SIGNES EXTERNES

Refroidissement et pâleur de la peau.

Rétraction de la peau.

Érection des bulbes pileux.

Macération de l'épiderme.

Pelote d'écume dans la bouche et dans les narines.

Humidité des globes oculaires.

Projection de la langue.

SIGNES INTERNES

Augmentation de volume des poumons par emphysème aqueux.
Diffluence du sang.
Eau dans l'estomac.
Congestion des poumons.
Écume dans les voies aériennes ou corps étrangers.
Manière de distribution du sang dans le cœur.

Mais si tant de signes de submersion peuvent avoir ou ont réellement de l'importance, pas tous, malgré cela, et au contraire peu d'entre eux sont suffisamment caractéristiques et sûrs comme moyens de reconnaître la mort par submersion, et il est indiscutable que comme tels peuvent à peine se présenter, — a) la présence de l'écume dans l'entrée des voies aériennes, b) la tuméfaction aéro-aqueuse des poumons; et c) l'existence de l'écume dans la trachée, bronches ou bronchioles; cependant l'érection des bulbes pileux quoique plus propre et plus indicatrice de la mort en liquide froid ne laisse pas de se produire parfois quand l'individu meurt avant de tomber ou d'être jeté à l'eau, quoiqu'il y en ait qui sont morts peu de temps avant et sont encore chauds quand ils tombent dans l'eau.

De la projection de la langue, on ne peut pas tirer une indication sûre. Fréquente et commune dans d'autres genres d'asphyxie, comme dans la strangulation, il est sûr qu'elle manque parfois dans la submersion asphyxique comme aussi elle apparaît dans la submersion syncopale, et tout au moins avec l'absence de l'écume dans les voies aériennes ou de la tuméfaction aéro-aqueuse des poumons, comme j'ai pu le vérifier.

Et à propos de ce qui a rapport à la singulière ou inégale distribution du sang dans le cœur, il est certain que, si dans la mort asphyxique on croit que le cœur pouvant fonctionner jusqu'au dernier moment et n'étant pas le premier attaqué de syncope, il doit avoir les cavités gauches vides de sang et les droites surchargées ou repliées de sang, comme l'a écrit *Taylor*; il est certain aussi que le même auteur reconnaît qu'on peut cependant observer une distribution de sang contraire à celle que nous venons d'expliquer et que d'un autre côté il ne se présente pas toujours des différences bien sensibles et bien prononcées, comme on peut le lire dans *Tourdes*.

La congestion des poumons a encore moins d'importance.

Aussi on peut bien dire et soutenir que seulement la présence de l'écume dans la bouche et dans les narines, la tuméfaction emphysémo-œdémateuse ou aéro-aqueuse des poumons, l'existence de l'écume dans l'arbre aérien et la présence extraordinaire de l'eau dans l'estomac, permettent de reconnaître sûrement la submersion.

Il arrive cependant que, quand la mort du noyé n'aura pas lieu par asphyxie liquide, c'est-à-dire chaque fois que l'individu mourra subitement et qu'il n'aura pas le temps d'ouvrir la bouche ni d'aspirer le liquide ni même de l'avaler, on croirait qu'il devrait manquer tous ces signes importants qui ne peuvent être dérivés et expliqués par la respiration de l'eau sous l'eau et déglutition de celle-ci. Voyons:

L'écume à l'entrée comme dans l'intérieur des voies aériennes, je ne sais ce que cela peut être si ce n'est une conséquence des efforts de la respiration que l'individu fait instinctivement sous l'eau pour empêcher son entrée dans les mêmes voies et y retenir l'air pendant qu'il a assez de force pour cela, finissant par respirer progressivement le même air. L'emphysème œdémateux des poumons d'après ce qu'on voit ne peut résulter que des mêmes efforts de respiration que la victime fait en même temps qu'elle laisse ou ne peut empêcher la pénétration de l'eau dans les voies respiratoires, laquelle s'infiltre consécutivement dans la muqueuse de celle-ci et est par elle absorbée venant ainsi déterminer l'hydrémie pour laquelle on ne trouve pas d'autres explications et il s'établit alors un cercle vicieux dans lequel l'eau qui entre dans les voies respiratoires favorise l'œdème pulmonaire et dilue le sang, tout cela par osmose, et le sang dilué lui-même favorise aussi l'infiltration séreuse.

Pour le même motif et pour que l'eau se trouve dans l'estomac du noyé en quantité notable et assez indicative de la mort sous l'eau, il est nécessaire que l'individu ait assez de temps pour déglutiner pendant qu'il se débat dans le liquide, car après la mort l'eau ne peut descendre d'elle-même par son poids dans l'œsophage ni par l'état de vide qui n'existe pas dans l'estomac jusqu'à celui-ci.

Il ne devrait donc pas rester de doute et du moins il en semble ainsi et l'on ne découvre pas autre chose que, si la mort du noyé arrive par syncope, que celle-ci soit primitivement circulatoire ou bien respiratoire ou bien encore quand elle soit due à l'apoplexie cérébrale, l'individu n'aura pas le temps ni la possibilité de respirer dans l'eau ni de faire des efforts de respiration, ni d'avaler le liquide, et aussi il paraît qu'en de telles circonstances il devrait manquer sur le cadavre tous les signes qui apparaîtraient dans de telles conditions et qu'ainsi les experts auraient dans ce manque un moyen sûr de reconnaître la mort dans l'eau sans asphyxie et de pouvoir l'affirmer.

Il arrive cependant que dans les cas de mort dans l'eau que j'ai déjà autopsiés à la Morgue de Coïmbre et dans lesquels j'ai enregistré sans en avoir encore fait une étude spéciale et très réfléchie qui puisse appeler particulièrement l'attention sur un tel examen, j'ai trouvé dans les rapports d'autopsie la note par laquelle j'ai rencontré les poumons avec la superficie polie, fermes en consistance et paraissant insufflés et infiltrés.

Comment comprendre et justifier de tels faits en contradiction formelle avec les inductions physico-pathologiques établies?

Les principes émis et dont on est parti pour l'interprétation des phénomènes présumables seraient-ils par hasard inexacts? Mais on ne voit pas qu'ils le soient et qu'on doive en appliquer d'autres à la solution du problème. De là à tirer tout de suite la conclusion que le problème doctrinaire, que la thèse en discussion enveloppe, demande à être vu par les travailleurs de la médecine légale, dans les grands centres d'observation, et le point d'analyse respectif bien vérifié et enregistré pour qu'il arrive à être définitivement jugé et connu, puisqu'il n'est pas encore bien éclairé dans la littérature médico-légale de n'importe quel pays. Je me rapporte aux œuvres de médecine légale de *Coutagne*, de *Tourdes*, de *Vibert* et de *Brouardel*, en France; à ceux de *Hofmann*, de *Maschka* et de *Kolisko*, en Autriche; à ceux de *Ziino*, de *Filippi* et de *Lombroso*, en Italie; à ceux de *Strassmann*, en Allemagne; à ceux de *Dixon Mann*, de *Taylor*, de *Smith* et de *Vivian Poore*, en Angleterre; à ceux de *Witthaus* et *Becker* et de *Peterson* et *Haims*, aux États-Unis de l'Amérique du Nord.

Le premier doute mis de côté et cette lacune et incertitude de nos connaissances médico-légales du sujet indiquées, voyons si d'une autre manière quelconque que par l'état de ses poumons on puisse reconnaître encore que l'individu est mort dans l'eau, mais qu'il n'a pas respiré cette eau ou introduite dans les voies aériennes ni digestives, ni que cet individu ait pour cela dans la trachée ou dans les branches de l'écume ni de l'eau dans l'estomac.

La réponse à une telle demande doit être presque négative.

En effet, soit que la mort puisse être due simplement à une

syncope respiratoire ou à peine à une syncope cardiaque ou encore
uniquement à une congestion ou hémorrhagie méningo-encépha-
lique, difficilement, mal ou jamais on ne pourra l'affirmer.

La syncope respiratoire ne devra pas être accompagnée de
cyanose prononcée, parce que la mort rapide ne donne pas le
temps à la désartérialisation du sang; elle ne pourra pas non plus
se dénoncer à l'autopsiste sinon par l'état de réflexion dans lequel
se trouve le cœur gauche, ici le premier à mourir; il se peut encore
qu'il se fasse une respiration et un retour de sang des poumons
pour le cœur droit.

Mais de tels phénomènes ou états viscéraux ne se présentent
pas toujours si nets et si prononcés ni ne sont pas aussi rigoureusement déterminables, comme le fait de l'existence ou de l'absence
de l'écume dans les voies aériennes ou le grossissement et la dureté
des poumons.

La congestion des méninges ou du cerveau aussi bien que l'hémorrhagie possible d'un de ces organes peuvent encore moins indiquer par eux-mêmes la mort par submersion, étant donné qu'on
l'observe dans beaucoup d'autres circonstances.

De sorte, que l'on est forcé de dire et de confesser que la mort
par submersion sans qu'il y ait d'écume dans les voies aériennes
ou un autre signe qui puisse la confirmer comme celui du sable
ou de la vase entre le bord antérieur des ongles des mains et la
pulpe des doigts, peut seulement se supposer ou se considérer
comme possible mais ne jamais s'affirmer.

Une telle conclusion est donc d'un effet désastreux dans la
pratique médico-légale.

Aussi avons-nous déjà rencontré le cas d'un enfant de douze
mois jeté dans un puits près de Coïmbre et que l'on y trouva mort,
les parents affirmant qu'il leur était mort dans les bras quand ils se
rendaient à un pays voisin et que c'était seulement après qu'ils
l'avaient jeté dans le puits et nous n'avons rencontré aucun signe
qui nous permette d'affirmer plus que la simple possibilité de la
mort par syncope respiratoire en tombant dans l'eau parce que
l'enfant se trouvait être assez robuste, développé et sain et ne présentait pas d'indice de suffocation par compression et étouffement
par des vêtements.

Mais dans ces conditions les prévenus furent mis en liberté
par manque de témoins et de certitude des conclusions du rapport
médico-légal. La presse locale de Coïmbre protesta que la décision
judiciaire avait été arbitraire ou faite avec une grande légéreté

parce que cette presse ignorait les raisons qui avaient fait agir ainsi.

Cela arrive et continuera à arriver dans des cas semblables à celui que nous venons d'indiquer tant que les doutes et les incertitudes qui existent encore ne seront pas éclaircis ou que l'on ne trouvera pas un autre indice de la mort syncopale et non asphyxique par submersion.

Il est maintenant utile que nous voyons jusqu'à quel point, dans combien de cas et à quel degré de fréquence doivent s'abstenir d'affirmer la certitude de la mort d'un individu dans l'eau, quand ils ne rencontreront pas d'eau dans les voies respiratoires ni bien infiltrée dans les poumons, ou qu'ils n'auront pas observé d'autre indice également indispensable; pour que l'on ne pense pas et que l'on ne puisse pas dire que la médecine légale est insuffisante sur un des points les plus importants et de plus haute portée qu'elle ne l'est réellement. Mais en Portugal on ne rencontre pas encore une statistique bien organisée, suffisamment précise et importante de cas de mort par submersion reconnue et assistée d'une manière quelconque, mais n'étant pas affirmée par l'autopsie, par manque d'écume, dans les voies aériennes, sans qu'il y ait de la putréfaction.

Il faut faire appel à la statistique étrangère de laquelle nous connaissons seulement les publications des auteurs de l'Amérique du Nord: *Wildhauss et Becker* et *Peterson & Haines* qui se ressemblent et donnent le pourcentage de deux morts par syncope, autant par congestion céphalique et 90 et quelques par asphyxie.

Plus important est cependant le pourcentage de mort syncopale dans l'eau en rapport aux morts par asphyxie aquatique dans les cas que nous avons observés; attendu que par 10 et quelques pour cent les cas de mort dans l'eau où nous n'avons rencontré aucune écume dans les voies aériennes dans ceux qui sont apparus morts dans l'eau, indice ou signe de n'importe quel autre genre de mort et avec d'autres signes qui peuvent s'attribuer à la submersion.

Par tout ce qui vient d'être exposé, le sujet — *Signes de submersion* — mérite de nouvelles investigations dans les centres de grand mouvement médico-légal, pour définir mieux et plus sûrement.

1 — Si dans la mort dans l'eau, par syncope, ou respiratoire ou cardiaque ou simultanément respiratoire et cardiaque ou bien

encore par congestion céphalique, l'état des poumons appréciable dans l'autopsie diffère réellement, et en quoi de celle qui est le propre des asphyxiés par l'eau?

2 — En quelle proportion observe-t-on dans les divers pays la mort submersive, syncopale et asphyxique?

THÈME 1ᵉ — RECHERCHES MÉDICO-LÉGALES DES TACHES DE SANG

(L'examen médico-légal des taches de sang et spécialement
la méthode d'Uhlenhuth)

Par MM. les Prof. Cons. A. J. FERREIRA DA SILVA

de l'Académie polytechnique et de l'École sup. de Pharmacie d'Oporto;
chimiste du Conseil médico-légal de la circonscription d'Oporto,
Directeur du Laboratoire municipal d'Oporto, etc., et

ALBERTO D'AGUIAR

de l'École de Médecine et de l'École sup. de Pharmacie d'Oporto,
chimiste-expert, etc.

Le problème de l'examen des taches de sang — L'examen do sang, dans les multiples conditions des recherches judiciaires, constitue actuellement, dans son ensemble, un des plus beaux problèmes techniques de la médecine légale. La délicatesse de ses procédés, associée à l'assurance de ses conclusions, le haut degré scientifique de quelques-unes de ses méthodes d'analyse, principalement de celles qui se rapportent à l'identification du sang par la méthode biologique, et les intimes liaisons qui prennent ce sujet aux compliquées questions de l'immunité, donnent à cette étude un haut caractère scientifique et lient intimement la médecine légale, branche si remarquable de la médecine, avec les questions les plus transcendantes de la pathologie pure.

La réaction précipitante par les antisérums, une des plus notables méthodes de différenciation biologique du sang, née si curieusement des travaux entrepris sur la détermination du rôle du sang dans le mécanisme de l'immunité, constitue, sans exagération, comme le dit si bien le prof. V. BALTHAZARD[1], la conquête la plus notable de la médecine légale pendant ces vingt dernières

---

[1] V. BALTHAZARD : *La réaction précipitante des sérums en médecine légale*. «Gaz. des hôpitaux», n.º 31, Mars, 1903, p. 363.

années et une découverte féconde, capable, peut-être, de nous amener jusqu'au point de connaître la provenance individuelle d'un sang donné, fournissant ainsi une preuve certaine de criminalité ou un document valable pour éclairer une action civile de paternité (¹).

La rigueur et la délicatesse des méthodes de recherche et d'identification du sang se basent toutes dans la composition caractéristique de ce liquide, dans l'existence de l'hémoglobine, produit typique, qui ne saurait être confondu, capable de maintenir son individualité chimique à travers les diverses modifications par lesquelles elle passe, et, enfin, dans la présence, ou construction par les cellules de l'organisme, d'anticorps hautement spécifiques, susceptibles de révéler quelques-uns des composants sanguins par les procédés biologiques des réactions immunisantes.

L'examen médico-légal des taches de sang renferme deux problèmes:

1° — *Savoir si la tache est de sang;*
2° — *Déterminer si ce sang est humain.*

En outre de ces deux problèmes, un autre, d'un ordre plutôt testimonial qu'analytique, fondé sur la forme, la grandeur, l'orientation, le nombre, l'agglomération des taches et subsidiairement dans leur mélange avec des substances diverses (terre, farine, mucus, cellules épithéliales, divers éléments figurés, etc., etc.), permettra la découverte d'éléments pour éclaircir beaucoup des variables conditions, dans lesquelles se sont formées les taches du sang.

Cette dernière forme de l'expertise des taches de sang, bien que très importante, n'a pas, comme les deux premières, de méthodes régulières d'observation; c'est plutôt une recherche subtile, qui met en relation les conclusions de l'examen avec l'enquête criminelle; elle n'a aucun rapport avec ce travail.

L'examen d'expertise médicale s'appuye principalement sur

(¹) Cette conjecture n'est pas une simple fantaisie. Elle est justifiée par la tentative que, bien que sans résultat, Lattes (*L'Individualité du Sang*, *Arch. d'Anthr. Crim.*, *Méd. Légale*, 1923) a fait de cette identification, basée sur l'existence d'isoagglutinines et par les faits, déjà nombreux, de la production par un individu donné d'anticorps variés et spécifiques, capables d'arriver à nous fournir, par examen comparatif, des preuves d'identité ou de différence de deux sangs.

la tache en elle-même et cherche à éclairer les deux points essentiels : La tache est-elle du sang? Dans le cas affirmatif, ce sang est-il humain?

I — PROCÉDÉS POUR LA CARACTÉRISATION D'UNE TACHE DE SANG

Pour éclaircir ce premier point, les *procédés chimiques* de VAN DEEN et de TEICHMANN, les résultats des *examens*, l'un *spectral* et l'autre *microscopique*, sont bien concluants.

La réaction de Van Deen

La méthode de VAN DEEN, connue aussi sous le nom d'ALMEN ou de SCHÖNBEIN (coloration bleue des taches de sang, ou de ses solutions, par la teinture alcoolique de gaïac et l'essence de térébenthine ozonisée), a surtout l'avantage de décider immédiatement, dans le cas de négative, que les taches, qui, par quelques caractères physiques, furent dubitativement déterminées, ne sont pas de taches de sang.

Cette couleur bleue, due à l'oxydation énergique de l'*acide gaïacoïque de la résine du gaïac* par l'action simultanée d'un peroxyde (essence de térébenthine ozonisée [1], et de l'hémoglobine, vecteur de l'oxygène [2]), se réalise également avec toutes les sécrétions animales contenant des leucocytes (pus, sérosités, mucosités diverses, etc.).

Modifications de la réaction de Van Deen

Mais, tandis que l'action oxydante de l'hémoglobine ne se réalise qu'en face d'un peroxyde, celle de ces humeurs s'exerce directement sur la teinture de gaïac, de sorte que VITALI [3], appuyé entre autres par FICI, UTZ, GROSSO et WILLENZ [4], propose que la solution suspecte, additionnée de teinture de gaïac, soit maintenue quelques minutes à 40-50° [5]. Si le mélange bleuit, il existe des oxydases organiques diverses de l'hémoglobine et l'on ne pourra conclure à la présence du sang ; s'il ne bleuit pas, ajouter quelques gouttes d'essence de térébenthine ozonisée ou d'eau oxygénée ; la coloration bleue, qu'on pourra obtenir alors, sera due certainement au sang.

---

[1] L'eau oxygénée et l'essence d'eucalyptus ont la même propriété.

[2] WINTER, *Sur la recherche du sang par les procédés chimiques*. Rev. gén. de chim. pure et appliq., 1 février 1909. Résume les travaux de Tacca et Vitali sur le mécanisme de la réaction de Van Deen.

[3] VITALI, Bulletin de Paris, 3e trimestre, 1907 ; cité in Zeitschr. f. anal. Chem., 1909, p. 400.

[4] WILLENZ, Rev. gén. de chim. pure et appliq., déc. 1911.

[5] L'action oxydante des humeurs organiques a son maximum d'activité sur la résine de gaïac entre 40-50° ; au-dessus de cette température, cette activité décroît jusqu'à 60-70° et est enfin détruite à près de 100°. Au contraire, le sang, même chauffé à 120° et refroidi après, ne perd pas la propriété de provoquer la formation du bleu de gaïac par l'intermédiaire de l'eau oxygénée ou de l'essence de térébenthine.

En outre de cette variante, d'autres ont été proposées, par HÜHNERFELD, SCHAER, WEBER, SPEZIA, tendant à sauvegarder la réaction contre les causes d'erreur motivées par la coloration bleue, que diverses substances, en dehors des précitées, ont sur la résine de gaïac (1).

Parmi elles, celle de WEBER modifiée peut être appliquée, surtout dans les cas où la tache serait ancienne ou placée sur du fer ou de l'acier: épuiser la tache suspecte par de l'acide acétique et une solution éthérée d'hydrate de chloral à 70-80 %, évaporer le liquide pour éliminer l'éther, neutraliser par la soude, chauffer pour évaporer le chloroforme formé pendant la neutralisation, et soumettre une partie du précipité obtenu, constitué par la matière colorante du sang, exempte de sels ferrugineux, à la réaction de VAN DEEN.

La méthode de TEICHMANN, proposée par l'auteur en 1853, décisive à tous les points de vue, permet d'affirmer, avec assurance, que c'est de sang la tache qui, convenablement traitée, donnera les cristaux caractéristiques de *chlorhydrate d'hématine, cristaux d'hémine ou cristaux de Teichmann* (2); cette méthode n'a que l'inconvénient de ne pas toujours réussir, comme, par exemple, quand la tache est mélangée avec de la rouille, donnant le résultat de ne pouvoir affirmer, positivement, qu'il n'est pas question de sang, chaque fois que, avec cette méthode, l'on obtiendra un résultat négatif.

L'examen spectral est caractéristique et, soit que l'on observe le spectre de *l'hémoglobine*, cas où le sang serait encore suffisamment conservé, soit que celui de la *méthémoglobine* ou de *l'hématine*, dans le cas d'altération plus ou moins avancée de la tache, nous possédons dans les changements que le spectre subit, quand la solution observée est traitée par les alcalis et par les réducteurs des éléments certains pour affirmer l'existence de la matière colorante du sang, et par conséquent, le plus souvent, du propre sang.

Cette méthode présente cependant la difficulté de ne pouvoir toujours être appliquée à des taches de dissolution difficile: on connaît l'eau ou solutions salines qui dissolvent *l'oxyhémoglobine*, ainsi que la *méthémoglobine* des taches récentes

---

(1) Sels ferrugineux, sulfocyanates, aqueuses de fer et de bismuth, et même, selon l'auteur (Gazz. chim. ital., 1911, p. 305-315), plusieurs acides organiques inverties, etc.

(2) Ou d'iodeformation, selon la méthode de Struve... Traité d'hématologie par L. François et M. Labbé, Paris, 1904, p. 46.

ou peu altérées, et qui par les réducteurs deviennent de l'*hé-moglobine* ou *oxyhémoglobine réduite*; la solution alcaline de potasse caustique à 1 %, bon dissolvant de l'*hématine* des taches anciennes, donnant le spectre de l'*hématine alca-line*, passant par les réducteurs à l'état d'*hémochromogène*; et, en-fin, le cyanure de potassium qui dissout l'hématine, don-nant origine à la *cyanohématine*, transformable en *cyanohémochro-mogène* par l'action des réducteurs [1].

Il y a des taches qui ne se dissolvent pas dans ces solutions: comme celles qui ont souffert l'action de la chaleur, par ex., celles qui existent dans le linge repassé. Pour celles-ci, KRATTER et ZIEMKI [2] ont proposé dernièrement le traitement par l'acide sulfurique concentré de manière à obtenir une solution acide d'*hématoporphyrine*, dont le spectre, bien que caractéristi-que, est trop effacé pour être nettement observé, surtout si la so-lution n'est pas bien limpide, comme cela arrive assez fréquem-ment avec cette méthode. DOMINICES, ZIEMKE et THOMAS [3] re-commandent, dans de tels cas, l'alcalinisation de la solution acide, et SCHULTZ la réduction de la tache ancienne avec du zinc et une faible solution de potasse au bain-marie, pour obtenir le spectre de l'hématoporphyrine alcaline.

Avec ces nouvelles méthodes, qui nécessitent d'être soigneu-sement appliquées, vu la variabilité, selon SCHULTZ, du spectre de l'hémato-porphyrine [4], on arrive à généraliser l'emploi de la spe-ctroscopie pour les taches insolubles et à obtenir des éléments permettant de découvrir des taches de sang sur des matières qui ont souffert, à dessein ou accidentellement, un commencement de carbonisation.

L'examen microscopique   *L'examen microscopique de la tache*, confirmant sa nature san-

---

[1] Étant donnée la puissance dissolvante des solutions concentrées d'hydrate de chloral (à 70-75 %) sur la matière colorante du sang, il serait bon de tenter l'examen spectral du sang dans cette solution.

[2] «Vierteljahresschrift f. gericht. Medizin», 1892-1901; et Hugo Marx, *Praktische Ergebnisse aus dem Gebiete der gerichtlichen Medizin. Der forensische Blutnachweis*, cited, Kön. Wochenschrift, März, 1905 n.° 50.

[3] E. Ziemke («Vierteljahresschrift f. gericht. Med.» et «Zeitschrift f. analyt. Chem.» 1902, p. 139) indique le traitement de la tache, pendant 24 h., avec ac. sulfurique concentré, filtration par soie de verre, délayement avec de l'eau et neutralisation par l'ammoniaque; le précipité ainsi obtenu, dissous dans de l'alcool ammoniacal, devra être examiné au spectroscope.

[4] Arthur Schultz («Arch. f. Anat. u. Physiol.», 1904, Supplement II, p. 371, et «Zeitsch. f. anal. Chem.» 1905, p. 728) se rapporte encore à la variabilité du spectre de l'hématoporphyrine, selon la concentration, la manière d'opérer et la présence de substances étrangères, telles que des acides organiques et grand nombre de produits inorganiques.

guine, du moment que l'on trouve ses éléments morphologiques suffisamment intacts, doit être toujours tenté, d'autant plus qu'il peut fournir des éclaircissements de grande valeur pour l'action criminelle. Pour cet examen il convient d'employer des réactifs qui, sans altérer fortement la forme des globules rouges ni dissoudre leur hémoglobine, les dissocient suffisamment pour permettre l'observation de ses caractères.

Entre les nombreux liquides conseillés à cet effet [1], les simples solutions physiologiques de chlorure de sodium sont recommandées, ou, en cas d'impossibilité de désagrégation de la croûte de la tache de sang, l'emploi d'une solution concentrée de potasse (31 %, selon *Virchow* ou, selon *Marx*, l'usage combiné de la quinine et de la potasse, avec un peu d'éosine [2].

Nouvelles réactions
du sang

En dehors de ces méthodes, plus ou moins classiques, pour déterminer et caractériser une tache de sang, d'autres ont été proposées, dernièrement, dignes d'être connues par les analyses judiciaires, non seulement parce qu'elles ont des applications qui, dans certains cas, les rendent recommandables, mais aussi parce qu'il convient de les soumettre à de longues expériences pour en apprécier sûrement toute la valeur et toute la portée.

Ce sont celles de KLUNGE, de fondement analogue à celle de VAN DEEN; celle de RIEGLER, qui permet de rendre sensibles les modifications que les réducteurs font subir à la matière colorante du sang; celle de REUTTER, basée sur l'action décomposante du sang sur l'eau oxygénée et, finalement, sur de nombreuses réactions colorantes, encore à l'étude, révélatrices de l'action oxydasique du sang.

La réaction à l'aloïne

La réaction de KLUNGE [3], connue aussi sous la désignation de SCHAER-ROSSEL [4], d'un mécanisme analogue à celui de la réaction de VAN DEEN, consiste dans la *coloration rouge que prend la teinture alcoolique d'aloïne récente* (rouge d'aloïne) *sur l'action combinée du sang et de l'essence de térébenthine ozonisée*. L'auteur

<hr>

[1] Ricette «Eisenbeiss's Blätter f. gerichtl. Med.», 1909, in Hugo Marx, loc. cit. l'examen et procédés pour ce traitement.

[2] Des parties égales de solution de potasse à 30 %, et de chlorhydrate de quinine à 0,1 %, avec un peu d'éosine («Wien med. Presse», 1903, in «Zeitschrift f. anal. Chem.», 1905, p. 583).

[3] «Zeitschrift f. anal. Chim.» 1905, p. 7.

[4] WINTER, *Recherche du sang par les procédés chimiques*, «Rev. de chim. pure et appliquée», n.° 4, Février, 1905.

conseille l'emploi de l'hydrate de chloral (à 70-75 %) pour dissoudre la tache et l'aloïne (solution faible); mélanger les deux solutions et additionner l'essence de térébenthine ozonisée: après un certain temps on pourra observer une coloration rouge à la limite de séparation des deux liquides.

Bien que cette réaction soit plus lente que celle de VAN DEEN, elle est cependant très sensible et susceptible des mêmes variables que cette dernière, pouvant, par conséquent, rendre service comme auxiliaire des autres méthodes d'investigation du sang.

La réaction de Riegler

Si, selon RIEGLER [1] la solution de la tache est traitée par le *sulfate d'hydrazine* en solution alcaline-alcoolique (5 gr de sulfate d'hydrazine en 100 cᵌ de soude à 10 %, avec 100 cᵌ d'alcool à 96°) dans la proportion de 10 cᵌ de réactif pour quelques gouttes de la solution de sang (5 à 10, selon la concentration), la réduction de l'hématine devient visible, la solution prenant une couleur variant du rouge pourpre au rose; en agitant le tube, l'oxydation se fait aux dépens de l'oxygène de l'air et la coloration revient à la primitive (du jaune brun au verdâtre), retrouvant, au repos, sa couleur rougeâtre, par l'action du réducteur, qui force de nouveau l'hématine alcaline à passer lentement à l'hémochromogène.

Ces changements, qui peuvent se répéter souvent, s'ils sont nettement appréciables, sont absolument caractéristiques de la matière colorante du sang et ont la même valeur que l'observation spectroscopique, dont elles dispensent, puisque ces changements de coloration sont visibles à l'œil nu.

Bien que *Riegler et Palleske* aient essayé cette méthode en divers spécimens de sang humain et d'animaux de sang froid, et qu'ils aient observé ses bons résultats avec du sang sec, putréfié ou plus ou moins altéré et avec des taches non très anciennes, et remarqué l'absence de réaction avec des solutions de fuchsine, de campêche et de sucs de fruits, cette réaction ne doit pas être considérée comme absolument conquise par la médecine légale, mais comme une réaction digne d'expérimentation, afin de pouvoir être appliquée avec assurance dans les cas où le manque de spectroscope empêche d'employer ce précieux recours analytique.

---

(1) «Zeitschrift f. anal. Chim.», 1882 p. 439.

Dr. PALLESKE: *Die Rieglersche Blutprobe und der Wert für die gerichtliche Medizin.* «Aerztliche Sachverständigen-Zeit.», n.º 19, October, 1905.

La méthode de RICHTER [1], connue également sous les noms de
SCHILLING [2], VANDEVELDE et LEBACQ [3], confirmée par PAL-
TESKE [4], se base sur la décomposition rapide de l'eau oxygénée, sous la forme d'écume blanche, quand le sang se
mélange avec le double, à peu près, de son volume d'eau
oxygénée; sa sensibilité arrive à tel point qu'on voit et entend
le développement gazeux avec du sang délayé dans la proportion
d'une goutte par 1,000 gr. d'eau, dès qu'on y ajoute soigneusement
l'eau oxygénée au moyen d'une pipette portée jusqu'au fond du
tube à essai.

Avec les taches la réaction s'obtient en ajoutant de petits
fragments de la croûte de sang dans l'eau oxygénée,
ou en humectant avec celle-ci les objets porteurs de la
tache, ou encore en pulvérisant l'eau oxygénée sur le tissu
ou l'objet taché de sang. Avec les fragments des croûtes, je-
tées dans cet agent, on assiste à une tuméfaction gazeuse et au
dégagement de toutes petites bulles, ayant pour centre le fragment
de sang.

Les taches humectées ou pulvérisées avec de l'eau oxygénée deviennent blanches à cause de l'écume gazeuse qui se forme à leur
niveau, et, si les taches, étant très petites, sont placées sur un
tissu foncé qui les dissimule, cette méthode a le précieux avantage de les révéler comme des points blancs très visibles, dès que
l'eau oxygénée est en contact avec elles.

Cette curieuse décomposition de l'eau oxygénée, due à l'existence dans le sang d'une *catalase*, constatée, entre autres, par
VANDEVELDE, LÆVE, VILLE, MOITESSIER ET SENTEX, et désignée par
ce dernier sous le nom de *hémase*, se réalise également avec d'autres
catalases existant dans les végétaux et encore avec différentes
substances, notamment diverses poudres métalliques, oxydes d'ar-
gent, mercure, manganèse, fer, cultures microbiennes, etc., de sorte
que, selon certains auteurs, elle ne peut être appliquée à la médecine légale.

PALTESKE, celui qui a le plus étudié cette réaction et qui n'a
pas toujours observé sa réussite avec la plupart des substances
signalées, ni avec des liquides rouges, susceptibles d'être confon-

[1] *Monatsschrift f. Ohrenheilkunde*, 30 Jahrg., n° 7.
[2] *Therap. Monatshefte*, 1903, in *Zeitschrift f. anal. Chem.*, 1905, p. 252.
[3] *Eau ox. de chlor. pure et appliquée*, loc. cit.
[4] DR. PALTESKE: *Eine neue Methode des Blutnachweises*, Vierteljahrsschrift f. gerichtl.
Medizin, April 1905, p. 310.

dus avec le sang, a remarqué que l'intensité de la réaction est très variable dans ces différents cas, étant toujours manifestement plus énergique, et comme explosive, avec le sang.

Bien que lanetteté de cette méthode soit réellement notable, et que ses résultats soient positifs avec le sang sec, altéré ou putréfié, et négatifs avec le lait, l'urine, la salive et les liquides colorés divers, *on ne peut encore se prononcer sur sa valeur décisive*, mais il est convenable, puisqu'elle est très simple, qu'elle soit plus largement essayée.

Finalement, l'étude de la propriété oxydasique du sang a donné lieu dernièrement à la découverte de *quelques réactions colorantes très intenses et très sensibles*, dont quelques-unes permettent de découvrir le sang dans les moindres traces de 1 : 1.000.000.

C'est ainsi que OSKAR *et* RUDOLF ADLER [1] ont observé des colorations très sensibles et très nettes par l'action du sang sur diverses substances aromatiques, comme des *amines, acides et phénols de la série diphénylique et naphtolénique* en présence de l'eau oxygénée, remarquant spécialement l'acide *catéchique* avec la *benzidine* et le *vert de malachite* avec *l'acide acétique* comme les substances qui donnent, avec le sang et l'eau oxygénée, les colorations les plus sensibles.

À cette série de réactions appartient aussi le *réactif de* MEYER, bien étudié par UTZ, KATTLE et SCHEDD [2]; il consiste en une solution alcaline de *phénolphtaline* $(C^{20}H^{16}O^3)$, produit de réduction de la *phénolphtaléine* $(C^{20}H^{14}O^4)$, qui, en présence de 2-3 gouttes d'eau oxygénée et des moindres traces de sang, s'oxyde à nouveau, en se transformant en phénolphtaléine, immédiatement reconnaissable par sa coloration rouge dans le milieu alcalin du réactif.

Ces curieuses réactions, comme celles de VAN DEEN et de SCHAER-ROSSEL, ont pour mécanisme l'action oxydante de la matière colorante du sang, ne se révélant pas directement sur les produits chromogènes employés, mais par l'intermédiaire d'un corps peroxydé, dont l'oxygène, dégagé par l'oxydase du sang, se porte sur le réactif.

---

[1] Oskar und Rudolf Adler «Zeits. f. physiol. Chem.» 41, 59 in «Zeits. f. anal. Chem.» 1905, p. 582.

[2] «Rev. gén. de chim. pure et appliquée» loc. cit.

Malgré leur sensibilité, ces réactions ne se réalisent seulement avec la matière colorante du sang; toutes les humeurs organiques contenant des leucocytes provoquent l'oxydation du chromogène, comme cela arrive avec les méthodes de Van Deen et Klunge, même sans l'intervention de l'eau oxygénée.

Il convient donc de les essayer dans les conditions établies par Vitali, pour nous mettre à couvert d'erreurs dans l'interprétation de la réaction de Van Deen et il *convient surtout qu'elles soient plus largement étudiées*, pour apprécier, avec une assurance absolue, tous les détails de leur interprétation.

II — DÉTERMINATION DE L'ORIGINE D'UNE TACHE DE SANG

Si les progrès de la démonstration de l'existence du sang sont aussi sensibles que nous venons de l'exposer sommairement, ceux qui s'attachent à la différenciation du sang, ou à la détermination de sa provenance, sont des plus notables, des plus hautement scientifiques et suffiraient, par eux-mêmes, à démontrer toute l'importance de l'étude des nombreuses questions qui sont en relation avec le problème de l'immunité, éclairci à la lumière féconde des produits solubles du sérum sanguin.

Cette application à la médecine légale, une de ses plus utiles conquêtes, et celle qui utilise la thérapeutique et la prophylaxie par les sérums immunisants, constituent deux preuves manifestes de la valeur indiscutable des acquisitions scientifiques, aussi spéculatives que nous puissions nous les figurer.

Sans nous arrêter sur les méthodes, d'ailleurs très modestes, qui, il y a cinq ans encore, servaient pour essayer la différenciation du sang, comme diamètre et forme des globules rouges, et sans attacher grande importance aux expériences entreprises par Moseri[1] sur les différences de cristallisation de l'hémoglobine du sang humain et du sang des mammifères et à celles de Magnanimi et Ziemke[2] sur la variabilité de résistance de la matière colorante des sangs divers à l'action des alcalis, dépourvues les unes et les autres, jusqu'à aujourd'hui, de valeur pratique, nous allons indiquer, en résumé, les fondements des méthodes de différenciation biologique du sang, qui permettent, avec

---

[1] Moseri — Arch. di anthrop. Med., 1901.
[2] Rudo Moss — Der forensische Blutnachweis über Köln. Wochenschrift, n° 10, Mars, 1906.

toute assurance, de fixer l'origine du sang sur une tache déterminée.

Les méthodes biologiques de différenciation du sang

De telles méthodes s'attachent aux nombreuses et fécondes expériences auxquelles le problème de la détermination du mécanisme de l'immunité a donné lieu. Nées, pour ainsi dire, des travaux de BEHRING et de ROUX sur la sérothérapie diphthérique, elles s'inspirèrent dans la série croissante d'acquisitions, comme celles des *antitoxines*, auxquelles se lient les noms de BEHRING, ROUX, EHRLICH, KITASATO, BUCHNER, CALMETTE, YERSIN, HAFFKINE, etc.; celles des substances *bactéricides*, *bactériolytiques* et *agglutinantes*, observées par PFEIFFER, GRUBER, DURHAM, etc.; celles des *hémolysines* et *cytolysines* et de tant d'autres curieux produits biologiques qui, dans leur ensemble, constituent aujourd'hui le groupe très important des *anticorps*.

Résumé historique

Depuis que TSCHISTOWITSCH, dans le cours de ses expériences sur l'immunisation du lapin par le sérum d'anguille, découvrit en 1899, dans le sérum sanguin de celui-là, des substances précipitantes du sérum sanguin de l'anguille, BORDET reproduit ce phénomène avec du sérum sanguin de divers animaux, vérifiant la puissance spécifique de tels sérums (¹), et obtient, par l'injection de lait de vache à des lapins, un sérum capable de précipiter la caséine de ce lait. Ces dernières expériences, répétées avec succès par FISCH, MORGENROTH ET WASSERMANN, démontrent la haute spécificité des produits obtenus, capables de différencier des laits de diverses espèces d'animaux, et amènent UHLENHUTH à faire des expériences identiques avec l'albumine d'œufs de différentes espèces d'oiseaux, obtenant des sérums doués d'une sensibilité très remarquable et d'une spécificité jusqu'alors non atteinte par aucun des réactifs des albuminoïdes.

Tandis que les réactifs les plus délicats de l'albumine, tels que le ferrocyanure de potassium acétique, sels doubles de mercure et de potassium, etc., sont impuissants à découvrir l'albumine au delà d'un délayement de 1:1000, le nouveau réactif chimico-biologique de l'albumine d'œufs d'oiseaux, en même temps qu'il les spécifie, les révèle jusqu'au délayage extraordinaire de 1:100.000 (²).

(¹) J. BORDET: *Sur l'agglutination et la dissolution des globules rouges par le sérum d'animaux injectés de sang défibriné.* (Ann. de l'Inst. Pasteur, Octobre, 1898. — *Agglutination et dissociation des globules rouges par le sérum.* (Ann. de l'Inst. Pasteur, Avril, 1899)

(²) Dr. UHLENHUTH: *Neue Beiträge zum spezifischen Nachweis von Eiweiss auf biologischen Wege.* (Hygiene Instit. der Univers. Greifswald. Dir.: Prof. Loeffler. Deut. Med. Wochenschrift, n.° 46, 1900, p. 734)

Désirant observer, avec cette méthode, les différences entre les albumines du sang et celle des œufs de poule, il injecta à un lapin du sang défibriné de cet oiseau et obtint un sérum qui, précipitant faiblement des solutions délayées d'albumine d'œuf, précipite fortement des solutions également étendues de sérums de sang de poule.

Ces expériences, confirmatives des travaux de BORDET, amenèrent l'auteur à proposer en 1901 [1], pour la médecine légale, sa nouvelle méthode de différenciation du sang, presque en même temps que SCHÜTZE et WASSERMANN, qui, à l'Institut pour maladies infectieuses de Berlin, s'étant indépendamment livrés à des travaux analogues, donnaient publicité, ignorant les expériences de UHLENHUTH, aux résultats du nouveau procédé de l'identification du sang [2].

Bien que antérieurement LADISLAV DETTSCH ait indiqué au Congrès de Paris (1900) une méthode de différenciation du sang basée sur l'action hémolytique subie par les globules rouges, procédé inapplicable dans les conditions ordinaires d'une recherche judiciaire, puisque les globules sont très altérés et sers, c'est à UHLENHUTH et à SCHÜTZE & WASSERMANN que revient la gloire d'avoir indiqué le premier moyen pratique de décider une des questions de médecine légale du sang, jusque-là insoluble dans la plupart des cas [2].

Tous les médecins légistes sont d'accord sur la haute valeur de la méthode; son importance, au lieu de s'être restreinte, comme cela arrive souvent en cas analogues, s'est affirmée et développée constamment, et aujourd'hui la série des auteurs qui ont ex

La méthode de Uhlenhuth ou de Schütze et Wassermann

Sanction de la méthode d'Uhlenhuth

<hr>

[1] UHL. UHLENHUTH, *Eine Methode zur Unterscheidung der verschiedenen Blutarten im besonderen zum differentiellen Nachweis des Menschenblutes*, Deut. Med. Wochenschrift, Février, 1901, N° 6, p. 82.

Weitere Mittheilung über meine Methode zum Nachweis von Menschenblut, ibid., Avril, 1901, n° 12, p. 26.

Weitere Mitteilung über die praktische Anwendung meiner forensischen Methode zum Nachweis von Menschen- und Tierblut, ibid., Juillet, 1901, n° 28, p. 466.

[2] A. WASSERMANN & A. SCHÜTZE, *Ueber eine neue forensische Methode zur Unterscheidung von Menschen- und Tierblut*, Berl. Klin. Wochenschrift, Février, 1901, n° 7.

[3] Sur la priorité de la découverte de cette méthode biologique et sur sa désignation « Méthode biologique de différenciation du sang de l'homme et des animaux » voce la polémique engagée entre WASSERMANN, HAUSER et UHLENHUTH dans le Deutsch. mediz. Wochenschrift, n° 12, 14 et 17 de 1902, sous le titre *Giebt es ein biologisches Differenzierungsverfahren (Menschen u. Tierblut mittelst Injektion)?*

WASSERMANN conclut, disant: « Il n'existe pas une méthode de différenciation biologique du sang de l'homme et des animaux au moyen d'injections, mais il existe une méthode de différenciation des albumines de l'homme et des animaux par les précipitines. Cette méthode a été découverte par UHLENHUTH et BORDET et appliquée pratiquement à la médecine légale par WASSERMANN. »

périmenté cette méthode, ou l'ont appliquée en diverses expertises judiciaires, est immense.

NITALL, en Angleterre; WASSERMANN, STERN, HANSEMANN, MEYER, ZIEMKE et surtout UHLENHUTH, en Allemagne; STOCKIS, OGIER, HERSCHER, NOLF, CORIN, BALTHAZARD, en France, CARLO FERRARI, en Italie, et chez nous les auteurs de cette communication [1] et MM. le PROF. ACHILLES MACHADO [2], PACHECO DE MIRANDA [3], etc., tels sont quelques-uns des nombreux auteurs qui ont étudié cette méthode et apprécié ses plus notables résultats.

La confirmation est absolue, et la connaissance de la méthode déjà trop généralisée, pour que nous ayons besoin d'insister sur ses détails techniques, que les travaux de UHLENHUTH ont divulgués [4]; nous nous bornons donc, simplement, à en indiquer les lignes générales.

Technique de la méthode de Uhlenhuth

Préparation du sérum précipitant. — A l'animal choisi pour fournir le sérum, fréquemment le lapin [5], on fera 4 à 5 injections de 10-20 c³ de sérum sanguin, avec intervalle de 4 à 5 jours, dans la cavité péritonéale [6], après avoir convenablement désinfecté la région de l'inoculation; l'activité du sérum, obtenu par une petite saignée de la veine auriculaire postérieure du lapin, sera tâtonnée à partir de la 3ème injection. Le sérum injecté, ordinairement d'homme, car l'enquête la plus fréquente se

---

[1] Prof. A. J. FERREIRA DA SILVA et ALBERTO D'AGUIAR. *O exame medico-legal das manchas de sangue e o methodo de Uhlenhuth. (A proposito do caso medico legal Agra, em Guimarães; Julho, 1907)*. Porto, 1908. Ce fut dans ce cas d'expertise, tendant à savoir si des taches étaient de sang humain ou de sang de pigeon, que pour la première fois on fit, en Portugal, l'application de la méthode de différenciation biologique du sang.

[2] Prof. ACHILLES MACHADO: Application de la méthode de Uhlenhuth à deux cas médico-légaux: le 1er dans l'affaire *Farça da Conceição Pomba (comarca d'Elvas)*, le 2e au sujet de l'affaire *João d'Almada (comarca de Extremoz)*. Dans les deux cas, taches sur du tissu dans le premier, taches sur des briques dans le second, la réaction de sang humain fut positive.

[3] Dr. José GUILHERME PACHECO DE MIRANDA: *Medicina legal do sangue* (Trabalho do Laboratorio Nobre). Porto, 1907.

[4] Prof. UHLENHUTH: *Der forensische Blutnachweis* (Vortrag gehalten auf der 76. Versammlung deut. Naturforsch. u. Aerzte in Breslau, am 19. September, 1904) «Wien med. Wochenschrift», n.º 43-44, 1904.
— *Praktische Anleitung zur gerichtsärztlichen Blutuntersuchung mittelst der biologischen Methode* (avec la collaboration du Prof. Beumer). «Zeitschrift f. Medizinalbeamte», 1905, n.ºs 3-6.
— *Das biologische Verfahren z. Erkennung u. Unterscheidung von Menschen- u. Tierblut, sowie anderer Eiweisssubstanzen und seine Anwendung in der forensischen Praxis*, 1905. Dans les «Annales d'hygiène publique et médecine légale», 1905, p. 363, on trouve un résumé de ce travail fait par le Dr. PHAM.

[5] Quelques auteurs, parmi lesquels M. BALTHAZARD, proposent le chien comme animal de choix, attendu qu'il n'est pas nécessaire de le sacrifier pour recueillir le sang. Il serait conservé dans les instituts médico-légaux comme source permanente d'antisérum.

[6] La voie sanguine est abandonnée comme dangereuse. HANSEN conseille l'injection dans les masses musculaires vertébrales pour éviter la péritonite possible.

limite à rechercher si la tache en question est de sang humain (¹), sera obtenu au moyen d'une saignée thérapeutique, ou du bout placentaire du cordon ombilical, moyen très adapté et de réalisation facile dans une clinique obstétrique quelconque (²).

Réaction précipitante. La série d'injections terminée, dès que l'activité du sérum sera jugée convenable (³), on saigne l'animal (⁴), on recueille le sang aseptiquement et on laisse bien séparer le sérum pour l'obtenir absolument limpide, afin de rendre les précipitations perceptibles, même avec des solutions de sang très délayées. Avec 0,1 à 1,0 c³ d'antisérum et 1 à 2 c³ de sang étendu à 1:1000 on doit obtenir une précipitation ou, au moins, un trouble appréciable à la fin de 2 minutes au plus, si le sang est *homologue* de celui de l'espèce qui a servi à l'inoculation (⁵).

Des questions très importantes se soulèvent à propos de cette méthode. Vu la valeur d'un procédé qui, bien que nouveau, a l'assentiment unanime de tous les médecins et la confirmation officielle de quelques pays, il est nécessaire de les éclaircir; à cet effet, nous allons exposer les plus importantes.

Cette méthode a pour fondement la relation intime entre l'antisérum et le sérum homologue dont il représente le *réactif spécifique*; cependant ce n'est pas cette spécificité si étroite qui dispense l'application de la méthode sans les plus délicats des soins. Apprécions cette spécificité.

a) Dans le même animal. Les expériences ont déjà démontré que les différentes albumines d'un même organisme possèdent,

(¹) Pour préparer [illegible] cette sérum on procédera de manière identique, employant du [illegible] de l'espèce dont on contrôlerait l'antisérum.

(²) Le sang recueilli sera injecté tel quel ou légèrement dilué; il existerait toujours de le séparer de la grande masse de globules par une centrifugation rapide.

(³) Attendu que cette réaction est commune à tous les albumin[illegible] des humeurs organiques [illegible], à défaut de sang l'injection de substances diverses, telles que épanchements de péritoine, de la plèvre, de la tunique vaginale, etc. [illegible] et [illegible] ont même proposé sur le fondement que les substances qui engendrent les précipitines sont globulines, la séparation de ces globulines par la méthode de Hammarsten, des liquides qui les contiennent, en les gardant seules pour les injecter à l'animal propice, dans une dilution à près de 2 grammes pour cent.

Nous trouvons plus sûr de faire l'injection avec le propre sang; en prévoyance de l'impossibilité de nous en procurer, nous pouvons le recueillir en occasion opportune et le conserver en poudre après l'avoir desséché dans le vide à une basse température. Par ce moyen on pourra avoir une collection de sangs de diverses espèces animales, toujours prêts à être utilisés.

(⁴) Au contraire de ce que l'on [illegible] tout d'abord, on obtient un sérum très actif avec un ou autre d'injections relativement restreint.

(⁵) Nous conseillons d'endormir l'animal au chloroforme, de lui donner largement la dose et, après avoir séparé les poumons et sectionné le cœur, de recueillir aseptiquement le sang qui s'y déchargera, environ 70 c³ dans le lapin.

avec des *récepteurs propres*, en d'autant plus grand nombre qu'elles sont plus diverses, une quantité variable de *récepteurs communs*, de sorte que l'anticorps produit, par les procédés d'immunisation dans le corps de l'animal, auquel on a injecté une espèce de ces albumines, se précipite particulièrement en face de cette albuminoïde, ne reste pas indifférent devant les autres, et, en réalité, l'antisérum de sang humain décèle, non seulement les albumines du sang de l'homme, mais les albumines de toutes ses humeurs (urine, pus, épanchements, etc.) [1]. Par conséquent, on voit le besoin que cet examen de différenciation du sang soit précédé de la détermination de la tache, par les procédés indiqués au commencement de cette note, attendu que la méthode nous amène tout au plus à déclarer que les albumines dissoutes de la tache sont des albumines humaines (si la réaction a été positive) et que, par conséquent, elle sera de sang humain, si préalablement on a vérifié qu'elle était bien de sang.

b) Chez différents animaux. Les albuminoïdes, formant chez les êtres une série ininterrompue de composés en degrés différents d'évolution, il est probable que parmi les albumines des espèces animales les plus prochaines il existe des relations de structure qui, dans l'espèce, se révèlent dans l'existence de récepteurs communs en nombre d'autant plus petit que les organismes considérés dans la série animale seront plus éloignés, mais qui peuvent, en solutions concentrées des albuminoïdes sanguins observés, donner lieu avec l'antisérum à *des précipités nommés hétérologues, manifestés surtout dans les albuminoïdes du sang d'espèces voisines,* ainsi que l'ont vérifié NUTALL [2], UHLENHUTH, FRIEDENTHAL, DUNGERN, STERN, etc.

Précipitations homologues
et hétérologues

Cette communauté de récepteurs, révélée par la précipitation qu'un antisérum fait éprouver au sérum du sang d'animaux voisins, comme l'homme et le singe, le mouton et la chèvre, le porc et le sanglier, le cheval et l'âne, etc., rendant difficile son identification précise, est surtout notable entre les anti-

---

[1] M. BALTHAZARD, fondé sur des observations personnelles, pense qu'il est impropre de dire que le sérum à examiner précipité par l'antisérum, car c'est plutôt l'antisérum, employé toujours en dose très supérieure, qui est précipité par le sérum sanguin homologue.

[2] NUTALL (*Blood immunity and blood relationship*, in «Cambridge University press», 1904) qui a essayé en particulier l'antisérum humain sur 500 espèces différentes de sang d'anthropoïdes, en 16 000 réactions, conclut affirmant que les singes du vieux monde sont, à tel point de vue, plus proches de l'homme que ceux du nouveau monde.

sérums très actifs et les solutions du sang très concentrées, conditions favorables à la manifestation de la réaction des récepteurs communs, au détriment de celles qui sont particulières aux albumines recherchées.

Il découle de ce fait que cette réaction, comme du reste toutes celles qui se basent sur des faits d'immunité (réactions agglutinantes, hémolytiques, de fixation, etc.), *demande d'être exécutée quantitativement*, de manière à mesurer exactement le degré de sensibilité d'un antisérum, relativement au sérum sanguin pour lequel il est spécifique.

Avec des dilutions successives, l'effet des récepteurs communs disparaît; et en se servant d'antisérums bien actifs, employés dans la dose de 0,1 c³ pour 2 c³ de sérum sanguin étendu à 1:1000, 1:10.000, 1:20.000, la réaction est seulement positive avec ses dilutions extrêmes, à des intervalles de temps qui varient de quelques secondes à 3 à 5 minutes, avec les solutions sanguines homologues.

En agissant de cette manière, nous arrivons tout à la fois à nous mettre à l'abri des précipitations hétérologues et à obtenir une précieuse méthode d'investigation, destinée à reconnaître l'origine des moindres traces de sang, avec lesquels il sera toujours possible d'obtenir quelques gouttes d'une solution à 1:10.000 ou 1:20.000 [1].

Nous venons de voir, qu'en opérant quantitativement avec le sérum suffisamment actif, on parvient à décider sur l'origine du sang, car la précipitation avec le sang *homologue* étant beaucoup plus rapide et abondante, on obtiendra toujours avec celui-ci une limite de précipitation beaucoup plus éloignée qu'avec le sang *hétérologue*.

Cependant, comme le problème est de nature à soulever quelques doutes et à donner lieu à des critiques sévères, comme celle que STRASSMANN lui a faite [2], à propos du sang de l'homme et du sang de singe, qui déjà ne peut être considéré comme animal rare dans beaucoup de villes européennes, et par conséquent nécessite d'être pris en considération dans des questions de cet or-

[1] Hoses («Münch. med. Wochenschrift», n° 7, 1902) conseille, à cet effet, l'usage des tubes capillaires, par un ou deux l'antisérum et la dilution de sérum à examiner; on obtiendra ainsi dans la zone de séparation des deux sérums la précipitation révélatrice de l'existence d'un sérum homologue.

[2] Dr. STRASSMANN (Der serodiagnostische Nachweis von Menschenblut im Gericht «Aerztliche Sachverst. Zeitung», Novembre 1902, p. 425).

dre, on a cherché d'autres moyens pour arriver à cette différenciation.

La méthode de Weichardt (saturation de l'antisérum)

WEICHARDT [1] propose une méthode appelée de *saturation*, basée sur la précipitation de l'antisérum de sang humain par du sang de singe jusqu'à ce que le produit filtré n'agisse plus sur le sang de singe, mais uniquement sur celui de l'homme. Bien que théoriquement ce procédé, épuisant l'antisérum de l'anticorps produit par les récepteurs communs des albumines du sang d'homme et de singe, semble rationnel, le fait est que dans la pratique son résultat est peu satisfaisant, et que, par conséquent, la différenciation est encore à la merci de la détermination quantitative de la réaction précipitante.

La méthode de Uhlenhuth (antisérum préparé par des animaux voisins)

C'est encore UHLENHUTH, l'auteur qui a le plus étudié toutes les particularités de cette méthode, qui paraît avoir initié une nouvelle solution du problème dans le cours d'un examen de taches de sang, soi-disant dues à du sang de chevreau, d'oie ou de lièvre [2]; ayant vérifié qu'elles n'étaient ni d'oie ni de chevreau, il s'occupa à obtenir de l'antisérum de sang de lièvre, préparant à cet effet trois lapins (animal très proche du lièvre) et trois chiens, auxquels il injecta du sang sec de lièvre, qu'il conservait depuis quatre ans.

Avec l'antisérum de chien-lièvre, on obtient des précipités en solutions de sang de lapin et de lièvre, tandis que, avec l'antisérum lapin-lièvre on obtient seulement de la réaction positive avec du sang de lièvre, et non avec du sang de lapin.

Cette nouvelle variante, dont UHLENHUTH eut l'occasion de vérifier le succès pour le sang de poule et de pigeon et pour le sang de singe et d'homme, nous mettra, en se généralisant, sur la voie de la différenciation des sangs d'animaux voisins: à cet effet, on devra choisir pour animal producteur d'antisérum une espèce voisine de celle dont on prétend déterminer l'origine du sang, fait qui, jusqu'à présent, paraissait irréalisable [3], vu les résultats négatifs obtenus par BORDET, qui n'a réussi à préparer de l'antisérum de sang de lapin avec du cobaye, par NOLF, qui avec

[1] «Hygiene Rundschau», 1903, n.º 13.

[2] Prof. UHLENHUTH: *Ein Verfahren* ... , &c. «Deutsch. Wochenschrift», n.º 23.

[3] Dans notre opuscule précité «As manchas de sangue», nous considérions comme théoriquement possible la formation de l'antisérum avec du sang d'animaux voisins et même avec le propre animal, fait démenti plus tard par SCHUTZE, dans la préparation d'une isoréciprocine de sang de lapin obtenu avec le propre lapin.

des pigeons n'obtint pas d'antisérum de sang de poule, et par BIONDI, et SCHUR, qui, précisément pour résoudre le problème, cherchaient de l'antisérum spécifique de sang d'homme chez un singe.

Cette différence de résultats doit être attribuée à la *différence individuelle* des animaux choisis, plus ou moins aptes à réagir contre un sang, doué d'une certaine homologie. *Les différences individuelles des animaux pour la préparation des antisérums*

Bien que les animaux réagissent sur une substance donnée, pour déterminer son anticorps spécifique, avec d'autant plus d'énergie qu'elle sera plus différente de sa propre substance, on n'en ressent pas moins, dans ces cas, la différence individuelle, car, comme l'observe si bien UHLENHUTH, sur 6 ou 8 lapins traités pour l'obtention d'un antisérum de sang bien hétérologue, 1 ou 2, seulement, fournissent de la précipitine pratiquement utilisable; SCHÜTZE, opérant sur 32 lapins, obtint en deux seulement des isoprécipitines sensibles et dans le petit groupe d'expériences, qui servent de base à cette dernière application du procédé de UHLENHUTH, seulement un des 3 antisérums lapin-lièvre était sensible, et sur les 3 singes injectés avec du sang humain un seul se montra réfractaire à la production de l'antisérum respectif.

En règle, on devra prendre du *sang frais*, injectant sa partie liquide après centrifugation. Comme il arrive cependant que l'on ne peut toujours obtenir du sang frais pour la préparation d'un antisérum donné, et particulièrement l'antisérum d'homme ou d'animaux rares, on pourra utiliser du sang séché (dans son entier ou seulement sa partie liquide) dans le vide, à basse température, en le conservant en poudre, loin de l'humidité et avec tous les soins antiseptiques (1). De cette manière, on pourra collectionner des sangs de diverses provenances sous la forme très commode de poudre, qui au moment de servir sera dissoute dans une solution physiologique de chlorure de sodium, en remarquant qu'avec 4 parties de solution physiologique et une partie de la poudre sèche on obtiendra une solution ayant, approximativement, la concentration primitive du sang. *Conservation du sang*

À propos de la *conservation de l'antisérum*, on a vérifié que parmi les antiseptiques couramment employés il n'y a que le formol et le bichlorure de mercure qui inutilisent la précipitine spé- *Conservation de l'antisérum*

---

(1) Quoi qu'on ait démontré que le sang pourri ne nuit pas à la propriété de donner lieu à la fabrication d'antisérum, il est cependant de rigueur d'opérer avec le plus strict asepsie, chose très utile comme système, si nécessaire pour ne pas infecter l'animal injecté.

cifique, et que la plupart des autres produisent une opalescence très défavorable à la perception nette de la réaction [1]; c'est pour cela, et parce qu'il a été observé que l'invasion microbienne de l'antisérum, même avec des microbes de la putréfaction, ne modifie pas son activité après avoir été filtrée, qu'il est plus convenable de recueillir aseptiquement l'antisérum dans de petits tubes, que l'on ferme à la lampe, à la dose de 0,5 à 1 c³; on parvient ainsi à conserver l'activité de l'antisérum pendant plusieurs mois.

Conditions de réussite de la méthode d'Uhlenhuth

En résumé, pour que la *réussite de cette méthode soit complète* et pour que ses *résultats soient certains et indiscutables*, il faut considérer:

1.º *L'obtention d'un antisérum bien actif*; on y parvient en traitant simultanément quelques animaux, et mesurant l'activité des sérums respectifs à partir de la 2ᵐᵉ ou 3ᵐᵉ injection avec du sang dont on veut préparer l'anticorps précipitant.

2.º *Que l'antisérum précipitant et la dilution du sang soient absolument limpides*; pour cela, l'un et l'autre seront maintenus en repos pendant 24-36 heures, en tubes étroits, recueillant la partie superficielle limpide au moyen d'une pipette fine, en cas d'insuffisance de cette méthode, filtrant les liquides par des filtres BERKFELD.

3.º *Que le sang à examiner soit essayé en dilution non inférieure à 1 pour mille* [2], pour empêcher l'influence des précipitations hétérologues.

4.º *L'effet précipitant spécifique doit être presque immédiat*, de sorte qu'il se produise dans le fond du tube, à la fin de 1 à 2 minutes, tout au plus, un commencement de trouble, bien reconnaissable à la fin de 5 minutes sous la forme d'un nuage, et après 10-15 minutes se révélant par du précipité déposé [3].

5.º *Le premier effet précipitant obtenu, on doit mesurer sa limite d'action*, en se servant de dilutions successives de sang.

---

[1] AUTHOR recommande le fluorure de sodium dans la proportion de 1%, et UHLENHUTH le chloroforme.

[2] Pour obtenir cette dilution, facile avec du sang frais, on doit considérer qu'une partie de la croûte du sang dissoute en 4 parties de solution de chlorure de sodium à 0,8 %, donne une solution ayant une concentration voisine de celle du sang; dans l'impossibilité, très fréquente, d'obtenir une croûte de sang, on doit considérer que la solution à 1% de sang est presque incolore, écumeuse par secouement et donnant à peine un léger trouble albumineux par l'ébullition.

[3] La réaction doit être terminée à la fin de 20-25 minutes. Tous les troubles ou précipitations obtenus après une demi-heure ou plus seront dépourvus de valeur.

6.º *Tous ces essais doivent être faits comparativement avec des dilutions de sang d'origine connue.*

Ayant en considération les multiples et délicates questions, sur lesquelles repose la préparation, la conservation et l'application des antisérums, comme cela a été très succinctement exposé, il est à désirer que des travaux de cet ordre soient exécutés avec toute la rigueur technique et sur des bases uniformément adoptées par tous les experts dans des laboratoires officiellement destinés à cet effet, et pourvus du budget nécessaire pour permettre le développement scientifique d'une tâche difficile et d'une haute responsabilité sociale (1). *[Nécessité de l'exécution dans les laboratoires bien préparés à cet effet]*

Les progrès incessants de l'étude des anticorps ont donné origine à *d'autres méthodes de différenciation biologique du sang*, que nous allons très sommairement exposer, non tant parce qu'elles représentent à l'heure actuelle des procédés sûrs et consacrés, comme l'exige la médecine légale, mais parce qu'elles constituent des tentatives, dont il n'est pas facile de prévoir l'avenir dans toute son étendue, et qui, par conséquent, demandent à être étudiées et pratiquées. Ce sont *la méthode d'isoagglutination de* MARX & EHRENROTH *et la méthode d'antihémolyse de* SACHS & NEISSER. *[Nouvelles méthodes de différenciation biologique du sang]*

Basés sur le fait, déjà découvert par LANDOIS et BORDET, que les globules rouges d'une espèce sont agglutinés et dissous par le sérum d'une autre espèce, perdant sa forme et s'assemblant en masses plus ou moins volumineuses, MARX et EHRENROTH (2) conseillent l'application d'un moyen très simple — *l'agglutination par un sérum hétérologue* — pour décider, ou tout au moins éclaircir rapidement, si une tache déterminée est d'origine humaine ou animale. Comme il a été vérifié que du sang sec d'animaux divers conserve, même après 19 ans d'existence, des substances: *agglutinines et cytolysines*, capables d'agir sur les globules rouges de l'homme, les précipitant et les dissolvant, ces auteurs indiquent de faire une solution concentrée de la tache à examiner dans une solution de chlorure de sodium à 0,65 % et à *[la méthode de Marx-Ehrenroth (isoagglutination)]*

---

(1) Comme l'annonce le Prof. LOCHTE dans son étude *Die forensische Blutuntersuchung*, à partir de septembre 1925, sa méthode fut rendue officielle en Allemagne. L'arrêté ministériel pour l'exécution de ces travaux recommandait ces lois: l'Institut hygiénique de l'Université de Greifswald, l'Institut pour maladies infectieuses de Berlin et l'Hôpital de thérapeutique expérimentale de Francfort.

(2) MARX & EHRENROTH. «Münch. medic. Wochenschrift», 1924, n.º 7 et 16.

observer au microscope l'effet de l'action d'une goutte de cette solution sur une gouttelette de sang humain tirée à l'occasion du doigt de l'opérateur; s'il s'agit d'un sang animal, on assistera à une contraction et déformation de nos globules rouges, modification qui ne s'opère pas si la solution du sérum est homologue, c'est-à-dire, de sang humain ou de sang d'animal très voisin, comme celui des diverses espèces de singes.

Cette méthode simple, et qui n'exige pas de perte de temps, ni de matériel, peut être utilisée comme indicatrice préliminaire de la méthode de précipitation et c'est dans ce sens que la recommandent Uhlenhuth, Keatter, Pfeiffer, Hegler, Cabrera, etc.

Fondements de la méthode de Marx-Ehrenröth

Les fondements de cette nouvelle méthode se portent sur l'existence et la conservation des *agglutinines* et des *hémolysines* dans le sérum de sang d'animaux et en l'absence ou disparition de ces substances dans le sérum de sang humain.

Ce fait n'est cependant pas absolument sûr, car Halban [1] a déjà démontré dans le sang maternel l'existence d'isoagglutinines, capables d'agir sur les globules rouges du fœtus, les agglomérant et les détruisant, et que Landsteiner et Richter [2], considérant cette existence comme particulière à quelques individus, ont cru pouvoir caractériser le sang de personnes déterminées par l'absence ou la présence de ces *isoagglutinines*.

Les mêmes auteurs, dans une seconde communication, font déjà quelques réserves, disant que l'agglutination par un sérum *homologue* n'est jamais aussi rapide, ni aussi tumultuaire que celle qui s'obtient avec un sérum *hétérologue* et que par l'agglutination les globules s'assemblent en masses, ou en piles semblables à des piles de monnaies (*Geldrollenverbänden*) [3]. Tandis que le sérum *homologue* (humain) sec perd très rapidement (2 à 4 semaines, selon eux) son isoagglutinine ou garde à peine de très légers vestiges d'agglutination, le sang des mammifères sec, même après des années, conserve toute son énergique activité agglutinative et hémolytique sur les globules rouges de l'homme.

Les travaux de Langer, Descatello, Sturli et surtout Mar-

---

[1] Halban, «Wien. klin. Wochenschrift», 1900, n.° 29.

[2] Landsteiner et Richter, «Zeitschrift f. Medizinalbeamte», 1904.

[3] Descatello et Sturli distinguent la réunion en masses de l'empilement des globules, considérant seulement la première, et, selon nous, avec raison, comme signe d'agglutination.

TIN (¹) sont arrivés à démontrer que le sérum de sang humain possède, en quelques cas, une certaine action isoag- glutinative ou isohémolytique sur les globules rouges d'autres individus, et que divers sérums d'animaux ne possèdent pas cette action perturbatrice ou la possè- dent très irrégulièrement.

MARTIN, profitant de son propre sang et ayant eu l'occasion de voir qu'il était très sensible, a fait de nombreuses expériences sur le sang humain de diverses provenances et sur le sang de beaucoup d'animaux, et a vérifié que l'isoagglutination, par son irrégularité, ne peut servir de base à une méthode de différenciation du sang, même quand elle se limiterait à indiquer sa nature humaine ou animale.

Malgré cela, par la simplicité qui la caractérise, nous jugeons avantageux que cette méthode soit régulièrement essayée dans tous les cas médico-légaux de recherche de sang, alors même qu'elle n'aurait d'autre but que de décider de sa va- leur pratique.

Enfin, NEISSER et SACHS, suggestionnés par les études de MORESCHI, faites sous la direction de PFEIFFER (²), sur l'action *anticomplémentaire* du sérum, proposent une *nouvelle méthode de différenciation du sang* (³), intimement liée avec les plus délicates et intéressantes questions de l'immunité, et ayant de larges points de contact avec une réaction spécifique de diagnostic de bactério- logie clinique, appliquée par exemple au bacille typhique, sous le nom de *réaction de fixation* ou *réaction de* BORDET.

MORESCHI déduit de ses nombreuses expériences que l'action *anticomplémentaire* d'un sérum préparé dans ce but résulte de l'action simultanée de deux substances: l'une spécifi- que, produite par le procédé d'immunité, l'autre exis- tant dans le sérum normal du sang qui a servi à la pré- paration de l'antisérum, et capable de manifester son action dans la dose minime de $1/140.000$ de centimètre cube.

Bien que ces phénomènes, parmi tant d'autres, se lient inti-

(¹) Es. MARTIN *Isoagglutination beim Menschen, nebst einer Bemerkung zur Marx Ehren- rathschen Blutdifferenzierungs-Methode*, «Centralblatt für Bacteriologie, etc.», Octobre, 1906.

(²) Dr. C. MORESCHI *Zur Lehre von den Antikomplementen* aus dem Königl. Inst. f. Hygiene zu Königsberg, directeur PFEIFFER, «Berl. klin. Wochenschrift», n.º 37, Septembre, 1906.

(³) SACHS und NEISSER *Ein Verfahren zum forensischen Nachweis der Herkunft des Blutes (Ablenkung hämolytischer Komplemente)* aus dem kön.gl. Inst. f. experiment. Therapie zu Frankfurt, Direktor Prof. EHRLICH, «Berl. klin. Wochenschrift», n.º 41, Octobre, 1905.

mement avec ceux qui ont été déjà établis par GENGOU sur la présence d'ambocepteurs dans le sang des animaux traités avec le sang d'une autre espèce (¹) c'est par le fait de la portion minime de sang normal nécessaire à l'action anticomplémentaire que SACHS et NEISSER pensèrent à appliquer à la différenciation des moindres quantités de sang la méthode de l'action *anticomplémentaire*, que nous allons exposer dans ses lignes générales.

Les réactifs de l'action anticomplémentaire.

On utilise pour l'action *anticomplémentaire* l'action *antihémolytique*, employant à cet effet:

Des globules rouges de mouton (obtenus par défibrinage, centrifugation et lavage de son sang);

Du sérum hémolytique de ces globules (sérum de lapin qui a subi une série d'injections de sang de bœuf), servant d'*ambocepteur* (²);

De l'antisérum de lapin-homme (obtenu par le procédé de l'antisérum précipitant de UHLENHUTH), servant d'*anticomplément*.

Du sérum normal de l'homme ou d'autres animaux, servant de *complément* (³).

Le mécanisme de la réaction de Neisser et Sachs.

L'action *hémolytique* du sérum lapin-bœuf se manifeste rapidement sur les globules de mouton si l'on y ajoute un peu de sérum normal d'un animal quelconque (par l'action combinée de *l'ambocepteur* et du *complément*).

Cet effet *hémolytique* cesse par l'action *anticomplémentaire* de l'antisérum, si celui-ci est additionné d'un peu de sérum normal d'homme (pour le cas de traces minimes) ou de celui de l'animal qui a servi à la préparation de l'antisérum. L'effet *antihémolytique* n'a pas lieu (*l'hémolyse se manifestant*) si l'antisérum est additionné seul ou avec du sérum d'animal différent de celui qui a servi à la préparation de l'antisérum.

Une série d'expériences de la méthode de Neisser et Sachs.

Les auteurs ont constaté, comme MORESCHI, que l'action du sérum normal s'exerce sur des *doses très minimes*, comme le démontre la table suivante, qui résume une des séries d'expériences.

(¹) GENGOU — *Sur les sensibilisatrices des sérums actifs contre les substances albuminoïdes* «Ann. de l'Inst. Pasteur, t. XXI, 1903.

(²) L'ambocepteur est aussi connu sous les désignations de *sensibilisatrice, fixateur, corps immunisant, corps thermostabile spécifique* et il correspond à la partie *haptophore* (portant de fixation) des *toxines*.

(³) Le complément est aussi connu sous les désignations d'*addiment, alexine, cytase, corps thermo-labile* et correspond à la partie *toxophore* (porteur de toxiques) des *toxines*.

exécutées prenant 0,1 c³ d'antisérum *(lapin-homme)*, 0,05 c³ de complément (sérum de cobaye) et des portions variables de sérums normaux divers (portés au volume de 1 c³ avec solution physiologique de chlorure de sodium); laisser ces mélanges pendant une heure à la température de 15-20°, puis ajouter 1 c³ du délayage à 5 % (en solution de chlorure de sodium) des globules rouges de mouton et 0,0015 c³ d'ambocepteur hémolytique (sérum lapin-bœuf).

Portions de sérum normal de	Effet hémolytique avec des sérums normaux de							
	homme	singe	rat	porc	chèvre	lapin	bœuf	cheval
0,01 c³	0	0	complet	complet	complet	complet	complet	complet
0,001 "	0	0						
0,0001 "	0	régulier						
0,00001 "	vestiges	complet						
0,000001 "	complet	"						
0	"	"						

Cette série d'expériences démontre que dans la *dose minime* de ¹/₁₀.₀₀₀, et même ¹/₁₀₀.₀₀₀, le sérum humain ou le sérum d'animal voisin suspend l'hémolyse par l'action simultanée de l'antisérum immunisant et du complément du sérum homologue.

Les auteurs ont constaté aussi que les solutions de sang, faites avec des taches anciennes de sang humain ou d'autres animaux (dans le cas où l'antisérum serait préparé avec du sang de ces espèces), conservent leur action anticomplémentaire, la réaction pouvant donc être susceptible de déterminer l'origine du sang, même à la dose très minime de ¹/₁₀.₀₀₀ ou ¹/₁₀₀.₀₀₀ de centimètre cube.

Il est encore impossible de se prononcer sur la valeur pratique de cette réaction si curieusement spécifique, mais comme elle peut être très facilement exécutée, utilisant l'antisérum de la réaction précipitante de UHLENHUTH [¹], il est à conseiller qu'elle soit pratiquée dans tous les cas

Valeur de la méthode de Neisser et Sachs

[¹] A cet effet, prendre la solution de la tache et éprouver l'effet de la précipitation par l'antisérum : celui-ci noté, ajouter le complément, laisser une heure en repos et additionner, après, le délayage de globules et l'ambocepteur, constater l'effet hémolytique, soit par la coloration rouge que prend tout le mélange, soit par l'examen microscopique des globules qui restent intacts, l'hémolyse ne se réalisant pas, et qui se décolorent et se dissolvent si elle se manifeste.

de détermination médico-légale de l'origine du sang, d'autant plus que, en outre d'autres avantages de moindre valeur, elle présente, sur la réaction précipitante, la supériorité de ne pas nécessiter des solutions aussi parfaitement limpides, toujours très difficiles à obtenir.

En terminant cette relation sur l'état actuel de la question si importante de l'examen médico-légal du sang, qu'il nous soit permis de rappeler seulement les applications que les méthodes biologiques de différenciation du sang prêtent à l'hygiène, à la biologie et à la pathologie: permettant à celle-ci d'éclairer des points très curieux de la distinction des albuminoïdes normaux et des exsudats albumineux pathologiques, donnant à celle-là un très curieux moyen d'établir l'origine et la filiation des espèces animales, et, enfin, fournissant à l'hygiène le moyen de reconnaître quelques-unes des falsifications alimentaires, comme celles qui peuvent avoir lieu avec la viande (procédé appliqué déjà en Allemagne pour l'inspection des viandes) et avec le lait.

Conclusions

1.° Pour la détermination d'une tache de sang il convient d'employer les procédés classiques et sûrs de l'examen spectral et de la production de cristaux de Teichmann.

2.° Cette détermination doit être précédée de la réaction de Van Deen ou de la nouvelle réaction de Richter avec l'eau oxygénée, surtout pour rendre sensibles les taches de sang placées sur des tissus ou des pavés qui les dissimulent.

3.° La réaction de Richter doit être plus largement expérimentée, afin de remplir le but qu'elle se propose, de substituer l'examen spectral.

4.° Les autres réactions du sang, celles de Meyer, de Schaer-Rossel ou de Klunge et les diverses réactions colorantes, seront employées, soit comme confirmation, soit pour aider la caractérisation du sang dans des cas douteux et difficiles.

5.° Dans les examens médico-légaux des taches de sang on doit pratiquer couramment les réactions de différenciation ou d'origine du sang.

6.° Cette classe d'examens, subordonnés à de délicates questions de technique et dont les résultats entraînent de graves responsabilités, doit être commise à des experts expérimentés dans ces recherches, dans des laboratoires qui possèdent ou organisent des collections de sangs de diverses provenances et d'antisérums spécifiques, conservés selon les règles conseillées actuellement.

7.º Pour l'examen de différenciation du sang on emploiera, tout d'abord, la méthode d'Uhlenhuth-Wassermann avec toutes les conditions requises pour la préparation et l'application quantitative des antisérums.

8.º Pour les questions délicates de différenciation du sang d'animaux proches on doit mesurer, avec toute la rigueur, l'activité de précipitation de l'antisérum, en l'essayant comparativement sur des solutions de sang des animaux soupçonnés, et on éprouvera la modification de préparation de l'antisérum, dernièrement proposée par Uhlenhuth (préparation par des animaux voisins de celui que l'on soupçonne avoir donné origine à la tache de sang).

9.º Si ces réactions ne sont pas exécutées, ou si leurs résultats ne sont pas bien nets, on ne doit pas affirmer que le sang provient d'un animal déterminé, mais de celui-ci, ou des espèces voisines.

10.º Les méthodes de Marx-Ehrenroth et de Sachs-Neisser demandent de plus longue expérimentation; on doit cependant les appliquer, surtout la seconde, reconnue de fondement scientifique très sûr et dont l'application, d'ailleurs facilitée par la méthode de Uhlenhuth, est avantageuse pour la détermination de l'origine des moindres traces de sang.

11.º On ne connaît pas encore, aujourd'hui, de méthodes qui permettent d'affirmer l'origine individuelle d'un sang donné

THÈME I — EMPREINTES DES MAINS: LEUR IMPORTANCE MEDICO-LÉGALE

Par MM. le Prof. SILVA AMADO
Professeur de Médecine légale à l'Ecole médico-chirurgicale de Lisbonne

et Dr. LIMA DUQUE
Directeur du Poste anthropométrique central de Lisbonne

Les empreintes des mains peuvent nous donner des éléments d'une valeur indiscutable dans les recherches médico-légales. Et nous ne connaissons aucune région de l'organisme humain qui permette d'établir aussi nettement l'identité d'une race, d'une profession ou d'un individu. Or, la vérification de l'identité étant le premier et plus indispensable acte médico-légal, l'importance des empreintes des mains, dans un cas de cette nature, apparaît avec toute évidence.

C'est sous l'aspect restreint de l'identification individuelle que nous envisageons la thèse médico-légale proposée. Les caractéristiques des races, les stigmates professionnels, les modifications propres de l'âge, les mesures, les cicatrices, les tatouages, etc., fournissent des données précieuses pour l'identification des individus d'un certain groupement social, et principalement pour établir la preuve négative de l'identité. Mais la preuve positive, en ce qui concerne l'individu, appartient dans l'état actuel de la science, en première place, à la dactyloscopie. Dès que l'observation des faits nous conduit à l'affirmation de la fixité du dessin papillaire des doigts des mains, dans toutes les vicissitudes de la vie humaine, depuis la naissance à la putréfaction cadavérique des tissus, l'identification devient simple et efficace. Ni même l'hérédité, comme le conjecture Forgeot, ne vient déranger cette autonomie papillaire de l'individu. Ainsi l'ont pensé beaucoup de pays de l'Europe et de l'Amérique, où le système dactyloscopique est en vigueur, quelques-uns ayant même abandonné, comme insuffisant et complexe, le procédé de Bertillon qu'ils avaient d'abord suivi (Vienne, Argentine, Buenos-Ayres, Angleterre, etc.). En Portugal, l'identification criminelle repose sur la dactyloscopie avec quelques éléments signalétiques de bertillonnage dans les postes anthropométriques de Lisbonne et d'Oporto, mais celle-ci est uniquement applicable aux individus du sexe masculin, dont l'âge est entre 25 et 45 ans.

Toutefois, si la technique de l'empreinte digitale est un procédé facile, à la portée de tous, la classification des empreintes, indispensable pour rendre le système utile et pratique, vacille encore dans une multiplicité qui diminue l'excellence de l'entreprise tant au point de vue national qu'international. Et, en effet, comme il y a dans le dessin digital des formes indécises qu'on peut classifier sans grande erreur dans l'un ou l'autre des groupes fondamentaux, il en résultera de la difficulté, par suite de la diversité de formule, dans l'investigation d'une fiche concernant le même individu, mais classifiée par des employés différents. Dans l'organisation portugaise on obvie, autant que possible, à cet inconvénient, en ordonnant que tous les bulletins dactyloscopiques, obtenus dans les bureaux d'identification du royaume, soient classifiés dans le bureau central de Lisbonne. On n'a fait qu'une exception pour la circonscription d'Oporto, à cause de la compétence spéciale du directeur de ce bureau, et encore dans ce cas l'apprentissage du dactyloscopiste se fait dans le bureau central. Également la variété des procédés de classification (Galton, Henry,

Pottecher, Vucetich, etc.) rendra excessivement difficile l'établissement des relations internationales des bureaux d'identification criminelle, car il faudrait une connaissance complète de tous ces procédés pour traduire les fiches des bureaux étrangers, fait qui ne concorde pas avec le savoir de la grande majorité des fonctionnaires des bureaux. Ces deux obstacles une fois enlevés, le système dactyloscopique devient supérieur à tout autre procédé d'identification. Une fois établie la suprématie des empreintes digitales, il n'y a point à faire de larges considérations sur l'avantage de la recherche et de la révélation des empreintes digitales *latentes*, qui ont été étudiées par M. Forgeot d'une façon magistrale.

En outre de la certitude dans l'identification, les dessins papillaires peuvent aussi découvrir de nouveaux horizons à la médecine légale. Les études et les efforts de quelques esprits cultivés pour mettre en évidence une correspondance entre la forme des empreintes et les stigmates de la dégénération et de la criminalité sont un exemple de ce que nous avançons. Toutefois ce n'est encore qu'une pure espérance, cette phase de la question, suscitée par les travaux d'Alix, de Féré et de Forgeot.

En l'absence des empreintes des doigts, nous pouvons recourir à la mesure des diamètres de la paume de la main et à l'observation des lignes palmaires. Mais les mesures de la main servent principalement à faire la preuve négative de l'identification, car, de ce fait que deux mains présentent des diamètres palmaires égaux, on ne peut conclure qu'elles appartiennent au même individu. C'est l'inverse qui doit être vrai; deux mains avec des diamètres différents n'appartiennent pas au même individu. Ainsi le comprit aussi le conseil médico-légal de Lisbonne dans l'affaire du crime célèbre de Barreiro dont nous reproduisons ci-joint le rapport assez instructif, avec les figures explicatives.

Dans le cas de diamètres palmaires égaux, nous considérons nécessaire l'examen des lignes de la main, dont la chiromancie a étudié minutieusement les dispositions et, comme les anatomistes n'ont pas donné à ces lignes des noms spéciaux, nous pensons qu'il est de bonne pratique de conserver les noms fixés par les chiromanciens, quoiqu'ils soient pittoresques et qu'ils aient un arrière-goût cabalistique (fig. 3).

De cet exposé nous tirons les conclusions suivantes:

1° La valeur médico-légale de l'empreinte des mains se mon-

---

(1) Nous insérerons ces fig. à la fin du vol. et les XX. nous permettront à temps les clichés demandés.

tre principalement dans la certitude de l'identification individuelle au moyen de la dactyloscopie et de l'étude des diamètres et lignes palmaires;

2° Pour l'organisation nationale et internationale de l'identification dactyloscopique il est indispensable d'unifier les systèmes
de classification des empreintes;

3° Dans l'identification criminelle on obtient des services indiscutables de la révélation des empreintes latentes ou invisibles
laissées par la main du coupable dans l'accomplissement du crime;

4° Il serait à désirer que toutes les nations suivissent l'organisation anthropométrique portugaise, extensive à tout le pays et
harmonique dans ses procédés, afin d'établir d'une façon pratique
et profitable l'identification internationale.

Conseil médico-légal de Lisbonne. — Ce jour 8 mars 1902, à deux heures et
demie de l'après-midi, à fin de procéder à l'examen requis par le juge du 2°
district criminel, lequel examen consistait en l'étude des taches qui existent sur un
morceau d'étoffe et la vérification à savoir si sur ces taches il y a l'empreinte des
mains de João Baptista Firmino, qui comparaît pour assister au même examen.

. . . .

En bas et à gauche de la tache triangulaire décrite au n° 2, on observe une
tache qui dénote évidemment qu'elle est le résultat de l'empreinte de la main gauche d'une personne; main qui était souillée de sang et qui fut appliquée du côté de
la paume sur l'étoffe. On voit dans cette tache (fig. 4). A. L'empreinte du pouce, plus
accentuée sur le bord externe, c'est-à-dire que la main étant ouverte, elle s'imprime-
rait mieux sur un plan horizontal; dans l'empreinte de ce doigt on remarque la
trace des plis de la peau correspondants : 1° L'articulation de la première phalange
avec le premier os du métacarpe; 2.° Celle de cette phalange avec la seconde, la
trace du pli relatif à l'articulation des deux phalanges étant beaucoup plus nette.
B. L'empreinte de l'index, se trouvant cachée par la tache triangulaire décrite au
n° 2, la partie correspondant au segment de la troisième phalange et au tiers inférieur de la deuxième. Dans cette empreinte on trouve distinctement la trace du pli
de la peau correspondant à l'articulation de la première avec la deuxième phalange. C. L'empreinte du doigt majeur, où on peut distinguer avec difficulté les traces des plis correspondant aux articulations de la première phalange avec le troisième os du métacarpe, et de la première phalange avec la troisième; mais la partie correspondant à l'articulation de la première avec la seconde phalange reste
couverte par la trace de sang décrite au n° 3. D. L'empreinte du doigt annulaire,
dans laquelle on peut encore voir d'une manière confuse les traces des plis sous
les articulations, qu'on trouve dans la partie de la tache correspondant à l'empreinte du segment de la première phalange se trouve cachée par la troisième partie décrite au n° 4 depuis la jonction avec le trait indiqué au n° 3. E. L'empreinte
du doigt auriculaire, dans laquelle on ne peut apercevoir avec certitude la trace
des plis sur les articulations; une partie de l'empreinte correspond à la troisième
phalange et est couverte par la trace décrite au n° 5. F. L'empreinte de la paume
de la main, où on distingue : a. le contour externe de la région thénar et l'interne

de l'hypothénar, b, trace des principaux plis, dans les lignes de la main. Pour vérifier si la tache décrite au n° 7 pourrait être l'empreinte de la main de l'accusé João Baptista Firmino, nous procédons aux examens suivants. 1° nous remarquons que la main de l'accusé, par suite d'une déformation provenant du travail professionnel, s'applique difficilement bien sur le plan horizontal, avec une tendance à garder une courbure, avec la concavité de la face palmaire, de façon que, sans l'aide de la compression sur la face dorsale de la main et des doigts, l'empreinte de la main laisse des lacunes qui seront mentionnées plus loin. 2° Nous enduisons la paume de la main et les doigts de l'accusé avec une substance colorée et huileuse et nous en prenons l'empreinte sur une étoffe écrue de coton et sur du papier buvard blanc. Le papier ainsi que l'étoffe se trouvait sur une couverture doublée sur la table. Nous tirâmes ainsi quatre copies sur le papier et autant sur l'étoffe, en faisant des pressions sur la face dorsale de la main et des doigts pour les allonger et rendre plus parfait le contact de la peau avec l'étoffe et le papier.

En outre de ces empreintes, nous en prenons trois, une avec pression sur le dos de la main et des doigts et les autres sans pression; de ces trois images, une fut prise sur papier buvard et deux sur papier à écrire, la première sans pression et les deux autres, l'une avec pression et l'autre sans pression. Dans les empreintes faibles sans pression (fig. 1) on observe des lacunes qui correspondent à la paume de la main et sur les doigts, dans les segments auxquels appartiennent la première phalange du pouce et la première et deuxième phalange des autres doigts. Il y a des traces de l'empreinte de l'index dans la partie relative aux phalanges première et deuxième, et traces, presque nulles, des mêmes phalanges des trois derniers doigts.

Sur le papier à écrire les traces de la première et deuxième phalanges du cinquième doigt sont plus considérables. Pour étudier avec soin la tache de sang sur l'étoffe qui nous fut remise et la comparer avec les empreintes obtenues, n'ayant pas de règles établies, nous avons tracé diverses lignes qui nous parurent les plus appropriées pour cette étude. Considérant que les dimensions les moins variables doivent être les longitudinales, puisque les transversales sont influencées suivant que la main est plus ou moins ouverte, et en tenant compte de ce qui est distinct dans la tache de sang, nous admettons les points de référence et les lignes suivantes. Le point a (fig. 2) à l'extrémité supérieure de la ligne qui contourne l'éminence thénar et près de la ligne transversale qui indique l'articulation de la main avec l'avant-bras. Le point c sur le bord interne de la main, sur la ligne de l'articulation de la première phalange du cinquième doigt avec l'os correspondant du métacarpe. La ligne ac réunit ces deux points, et mesure dans la tache de sang 88 mm. et, dans les images imprimées, quatre-vingt-dix-sept millimètres.

Cette mesure et les autres furent prises toujours sur toutes les impressions obtenues, et en tenant compte des imperfections de l'impression, quand il y en avait, les résultats concordèrent toujours. Le point L se trouve dans le milieu de la ligne transversale qui correspond à l'articulation de la première phalange avec la deuxième de l'annulaire. Le point M se trouve sur la ligne de la paume de la main qui suit la direction transversale et qui est une des trois principales, et c'est celle qui est la plus proche des doigts; en chiromancie, on la nomme la ligne du cœur. La ligne LM suit l'axe du doigt annulaire et en se prolongeant rencontre la dite ligne transversale de la paume de la main, et ainsi se trouve déterminé le point M. La ligne LM mesure dans la tache examinée cinquante-quatre millimètres, et dans les impressions pour comparaison cinquante-huit millimètres.

Le point O se trouve sur le trajet de la ligne **AM**, dont les extrémités ont déjà été déterminées, et à l'intersection de cette ligne avec celle qui existe dans la paume de la main et qu'on appelle ligne du cœur en chiromancie. La ligne **MO** mesure dans la tache du drap de lit quatorze millimètres et dans celles que nous avons obtenues par l'impression de la main de l'accusé dix-sept millimètres. Le point **Q** se trouve sur le contour de la paume de la main, en un lieu intermédiaire des doigts majeur et annulaire. La ligne **AQ** a cent et un millimètres dans la tache du drap et cent douze millimètres sur les impressions obtenues, tant sur de l'étoffe que sur du papier. Le point **H** a une situation analogue dans l'intervalle entre les doigts index et majeur. La ligne **AH** a une longueur sur la tache de cent neuf millimètres et sur les impressions cent treize millimètres. Le point **C** se trouve au milieu de la ligne transversale qui correspond à l'articulation métacarpo-phalangienne du cinquième doigt. Le point **K** est à l'extrémité libre du cinquième doigt. La ligne **CK** mesure la hauteur du petit doigt et a dans la tache soixante millimètres et sur les impressions soixante-neuf millimètres. Le point **L** se trouve sur la ligne qui indique l'articulation des deux phalanges du pouce; et le point **J** est l'extrémité libre de ce doigt. La ligne **IJ** marque la hauteur du segment du pouce qui correspond à la deuxième phalange, elle mesure sur la tache trente-cinq millimètres et sur les impressions trente-neuf millimètres. Pour mieux faire comprendre, nous allons indiquer ces résultats sous la forme d'un tableau:

Lignes	Longueur en millimètres		Excès des lignes des impressions
	Sur la tache	Sur les impressions	
A C	82	97	15
C K	60	69	9
L M	54	58	4
M O	14	17	3
A M	69	80	11
A Q	101	112	11
I J	35	39	4

CONCLUSIONS

1° L'individu observé a, comme stigmate professionnel, la main déformée, ce qui rendrait difficile de déterminer une tache de sang juxtaposée avec la netteté qui existe dans le morceau de drap de lit que nous avons examiné, la pression sur la face dorsale de la main et des doigts n'ayant pas eu lieu.

2° Les taches que nous avons obtenues par l'empreinte de la main de l'individu observé ne coïncident pas avec celle qui existe sur le drap; toutes les lignes mentionnées dans les empreintes qu'a produites la main de l'observé sont plus longues que celles de la tache du drap et ont des différences assez prononcées, l'excès de longueur variant entre trois et quinze millimètres.

Comptes Rendus des Séances

Présidence: M. SILVA AMADO

M. SILVA AMADO: Messieurs, Soyez les bienvenus, vous qui arrivez de partout à ces plages de l'extrême sud-ouest de l'Europe, dans le but de collaborer à cette œuvre civilisatrice de la science.

Notre Section est véritablement un pont qui réunit les sciences médicales à la jurisprudence, la science du droit qui prime toutes les autres branches des sciences sociales par son importance.

J'ai l'espérance ferme que nos travaux seront à la hauteur de la noble mission qui nous incombe, et nous saurons bien remplir notre tâche aussi délicate qu'utile.

Appelé provisoirement à occuper ce siège, je vous invite à nommer le bureau définitif; mais, avant de l'abandonner, permettez, messieurs, que je vous fasse une proposition, et c'est de manifester, au nom de notre Section, au gouvernement des États-Unis d'Amérique nos condoléances pour le grand malheur qui vient d'arriver à S. Francisco de Californie.

Lisbonne se connaît en ces calamités; la mémoire du tremblement de terre de 1755 est encore vivement imprimée dans l'esprit de tous les portugais; il y a encore des vestiges de cet épouvantable désastre, et nous compatissons aux maux semblables soufferts par les autres peuples, comme s'ils étaient arrivés à nous-mêmes.

Le bureau provisoire est confirmé dans sa charge.

Sont nommés présidents d'honneur de la Section MM. Atkinson, Londres; Brouardel, Paris; Clark Bell, New York; Eduardo Giampietro, Florence; Ladislas de Farkas, Budapest; Otto Podlewski, Oderberg.

SÉANCE DU 21 AVRIL.

Présidence: M. LADISLAS FARKAS.

Spontaneous and criminal abortion, from a medico-legal point of view

Par M. ALBERT VANDER VEER, Albany.

Mr. President: — In the paper I am about to present I have embodied some thoughts that are the results of observations made during a number of years in general practice, but more particularly, during a period of surgical consultation work and operative surgery.

I have no desire to moralize on the frailties of human nature, nor do I wish to criticise members of my own profession; knowing full well what special arguments are brought to bear by women, who, when, pregnant unfortunately or otherwise, become possessed of the idea that they will not become mothers, are ready to assume any risk, and endure any amount of suffering, if they can be relieved of the product of conception. There are few portions of our professional life, possibly, that give one so much opportunity for thought and careful deliberation. How shall we bring before members of the human family the enormity of criminal abortion; educate them to live on a higher plane; and abhor such efforts to thwart nature in the human race? I wish, first, to present, from the many cases that accumulate in one's practice, a few striking instances, that have more recently come to my son, Dr. Edgar A. Vander Veer, and myself; then to draw some conclusions regarding the medico-legal aspects of such practice.

Case I. Mrs. A. B., aet. 25, native of United States, housewife, married, mother of two children, no miscarriages. She came under my observation January 9, 1905. Present illness began with pain in right side, sharp, acute and extending to back, with modified intensity, but the principal symptom was the pain in pelvis. Upon examination a tumor presented in right groin, seemingly just under the skin. This enlargement disturbed her when taking exercise, and especially after walking. On bimanual examination, the right side of the pelvis contained a mass extending up from, and including the right horn of the uterus, giving the characteristic feel of an extra uterine pregnancy. With the exception of one slight attack some four weeks ago she does not give the other clinical symptoms of syncope, or hemorrhage, due to an ectopic gestation.

Patient states that about ten weeks ago she did pass over one menstrual period, but believed herself fairly regular after that. She suffers from occasional headache, and bowels are inclined to be constipated, but with the aid of catharties and enemata she is quite comfortable. She presents a normal condition of the system, the urine and other secretions being natural. Has lost some in flesh and has an anxious facial expression. In view of the possibility of a tubal pregnancy, near, or including the right cornu of the uterus, she was curetted in the usual manner, and at this time four large internal hemorrhoids ligated with silk. But little detritus secured from the curettage. The uterus itself seemed to be about normal size, perhaps slightly enlarged, and a condition of subinvolution present. Thorough examination under the anaesthetic, revealed the tumor resting in the inguinal canal, extending up as far as the crest of the ileum, and about the size of a hen's egg, as it presented on the surface. There was a slight erosion of the skin at the apex, showing a tendency to ulcerate. The long axis of the tumor was about parallel with Poupart's ligament.

Removal was decided upon by an elliptical incision.

Separation of the mass from the fascia and boundaries of the inguinal canal was easily accomplished. When the internal ring was reached, the scalpel struck a hard substance, which proved to be an olive-pointed bougie, that had evidently been introduced into the uterus, forced its way up into the right tube, and out through the abdominal ring after entering the peritoneal cavity. It had doubled upon itself, forming almost two complete circles, the tip of the bougie lying in the centre of the tumor, which was simply a mass of inflammatory tissue. After removal of the foreign substance the sinus was partially curetted, and the incision and columns of the inguinal ring were closed with continuous chromocised catgut sutures reinforced with three interrupted silkworm gut sutures passing through the fascia and underlying muscles.

Further than the line of the sinus formed by the tube, the peritoneal cavity was not entered during the operation, and the patient made a good recovery. Examination later showed the uterus of normal size, with a very slight thickening of the right broad ligament, and her condition of health markedly improved. In every way her subsequent history is uneventful. There was absolute denial on the part of her husband and herself as to when the bougie had been introduced, no incrimination of any physician; nor would the patient admit that she had done anything to bring on an abortion, even after skipping the one period, which she admitted in the history of her case, but why this instrument was used, and whether by a physician or not, it is impossible to prove.

Case II. Mrs. B. B., aet. 22 years, native of United States, housewife, married, no children. Entered the Albany Hospital April 25, 1905, in the service of Dr. E. A. Vander Veer. Complains of dull, dragging pain over lower part of abdomen.

Family history negative.

Past history. Has had the ordinary diseases of childhood, otherwise in good health up to the present illness. Menstruation began at 12 years and has always been more or less irregular. No miscarriages.

Present illness.—Began about a year after marriage, during April, 1904, with severe pain across lower part of abdomen. These pains lasted for two or three days, then disappeared, but returned at intervals of eight to ten days, of late being more severe and frequent. No bladder symptoms or irregularity of bowels. Urinary examination on the day of entrance to hospital was negative. The woman and her husband, who accompanied her, positively denied any attempt at abortion. After a careful examination a diagnosis of pelvic inflammatory disease was made, and the patient ordered for operation the following morning. Median incision, 12

cm. long, between umbilicus and symphysis pubis was made. Upon opening
abdomen a dense mass of adhesions was met with, and it was very evident that
the patient had suffered from a general peritonitis. The omentum was drawn down
over the intestines and adherent to the anterior abdominal wall, just above the
symphysis. Omentum loosened up and small intestines found adherent to each
other all through the abdominal cavity. While loosening up these adhesions of the
intestines a long fibrous band was felt in connection with one of the coils of intestines and lying transversely in the peritoneal cavity. This coil of intestine
appeared adherent to the peritoneum and abdominal wall on the left side.
In loosening up the adhesions between the intestine and peritoneum the scalpel
struck a hard substance which was found to be a hard rubber catheter, about
eight inches long, that had been taken for the fibrous band before mentioned. The
catheter was lying in the lumen of intestine and had evidently been there a long
time, as it was encrusted with salts and almost ready to disintegrate. As nearly as
could be reasoned out, the catheter had punctured the wall of the uterus, near the
right cornu, and had pierced a coil of small intestine adherent to the posterior
wall of the uterus at that point, the result of a pelvic peritonitis, due to attempts
to bring on an abortion. This undoubtedly set up a general peritonitis. The catheter then gradually worked its way into the small intestine and finally found a
point of exit on the left side, as above mentioned. In loosening up the adherent
intestines they were torn in eight different places, all of which were repaired by
Lembert sutures. The uterus, ovaries and tubes, when finally uncovered, were normal and left in place. Wound closed by silkworm gut sutures, with a glass drainage tube, latter removed at the end of the second day and rubber drainage tube
inserted, and in turn replaced by iodoform gauze at the end of a week. Following
the operation the patient suffered somewhat from shock, but rallied after the employment of our customary methods, such as the infusion of normal salt solution,
renewed once or twice daily for three or four days, the use of strychnin, rectal
alimentation, etc., and left the hospital just four weeks from date of operation in
good condition and entirely recovered.

Upon being confronted with the evidence of guilt, the husband confessed
that his wife had taken "treatments", when four months pregnant, to produce an
abortion, which procedure was successful, but she had not known a well day
since. He did not hesitate to disclose the name of the physician, who, upon investigation, has a reputation for doing such work, yet belongs to a reputable medical
society.

Case III. Mrs. C. B., æt. 45, native of United States, housewife, mother of
two children, no miscarriages. Youngest child nine years old. Regular menstruation up to within six months when she passed a period and was fearful she had
become pregnant. The second month there was a very slight show, but believing
she could feel some enlargement about the pelvis began to take medicines and to
use local methods for dilating the uterus, in this way hoping her menstruation
would appear. Two weeks previous to her admission to the Albany Hospital, november 8, 1905, she had made quite violent efforts, as she supposed, to empty the
uterus.

Just what these efforts were it was impossible to ascertain at any time, but
when seen with her family physician, on November 7, 1905, she gave the history
of a gradual enlargement for the past three months, and at this time was suffering
from acute, general peritonitis, with much distension, and from the physical exa-

nation made, as well as she could ever bear, it was thought she might have a pelvic abscess, a pelvic haematoma or possibly an ectopic gestation. The uterus was carefully examined and found empty. She was immediately moved to the hospital, hot fomenta employed, with some favorable results, the abdomen covered with hot packs of 1-1000 bichloride solution, her temperature dropped, pulse improved and at the end of thirty-six hours it was thought safe to make a median incision and learn as to the condition of the peritoneal cavity. Upon opening the abdomen, by median incision, a general peritonitis presented on the right side, an ovarian cyst on the left, and there was an escape of a considerable amount of serous fluid. Over the surface of the cyst, and laterally, the omentum and coils of small intestines were adherent as the result of the peritonitis from which she had been suffering for sometime. The appendix was implicated in the mass, but after loosening up the adhesions and removed, because of the condition of the patient. Cyst proved to be multilocular in character, and its gradual growth had led the patient to believe she was pregnant. Her efforts to relieve her supposed pregnancy had resulted in causing general peritonitis. The tumor was in the left iliac fossa, with the pedicle from the right side, the rare condition met with at times. The contents were drawn off, pedicle clamped and ligated with silk. Intestines were distended everywhere, and the peritoneal surface reddened and congested. At a few places a distinct collection of lymph was adherent to the small intestines. These places were left undisturbed. Just underneath the uterus was an abscess which contained a large amount of foul-smelling pus. This cavity was carefully wiped out. Abdomen closed in usual manner with through and through silkworm gut sutures, and glass drainage tube introduced well down to bottom of pelvis. The patient, under the use of normal salt solution by infusion, and other treatment, rallied fairly well after the operation, but at the end of forty-eight hours she had become so distended with gas, which every effort had failed to relieve, that it became necessary to do an immediate enterostomy for her relief. This had the desired effect, and in forty-eight hours more she was very comfortable. Gas and liquids escaped from the opening in the intestine, patient's vomiting ceased, and in every way she improved.

This improvement continued for a period of three weeks. The drainage from the fecal fistula indicated that the coil of intestine had been selected low down, and that digestion was being performed in a normal manner. She occasionally had normal stools from the rectum. Patient, at first, more particularly, was nourished with nutrient rectal enemata. After a period of three weeks assimilation did not go on well, patient became more and more emaciated, gradually lost in strength, and died January 13th, 1899. At no time did she have a high temperature, but her pulse continued rapid most of the time.

These three cases are but a few of the types observed in hospital practice. In private practice, when called to see a case of abortion one is somewhat apt to take rapidly into consideration the location of the patient. Is it a patient among the poor, illy-fed, and imperfectly housed and nourished class, say in some hidden recess, or possibly some institution for this kind of work? Is it in some of the homes where the mother has borne many children, and feels it is impossible to continue longer in the bearing of others? Is it among the middle classes where an effort is made to economize in many ways that a better appearance may be presented in social surroundings, in aspirations for a higher plane in society? Is it among the wealthy, those who have every luxury and little desire for the cares incumbent upon the rearing of a family? All these thoughts present and the causes that will produce criminal abortion enter into our investigation of the case at once. At the same time we think over, as we make an examination as to the causes of normal abortion, whether predisposing, either alone or with some acute factors, like violent coitus, blows, falls, contusions; jarring of railway travel, operating a sewing machine, lifting heavy weight rapid stair climbing, sea bathing, etc. Exciting causes are generally only active in the presence of predisposing, while many predisposing are inactive except in connection with some exciting cause, as:

(a) Paternal causes: Syphilis, extremes of age, debauchery and feebleness.

(b) Maternal causes: Habit of abortion, not due to maternal predisposition, but to continuance of original cause: tuberculosis and syphilis by transmission to foetus or placenta, or by lowering vitality.

Syphilis is responsible for recurrent abortions and acute infectious diseases by killing foetus in the direct action of poison through placenta, or action of high temperature, or tendency to produce hemorrhage in placenta by action of disease process. Diseases of heart, lungs, liver and kidneys destroy the foetus by producing passive congestion of appendages.

Excess of carbonic acid gas, chronic lead poisoning, convulsive diseases, as chorea, eclampsia, epilepsy, excessive coughing and vomiting are also causes.

Irritable nervous organism, habits associated with extremes of social life, excessive physical exertion, fright, anxiety, are more or less potent.

Hot sitz and foot baths, by dilating pelvic vessels and causing congestion of the uterus is a factor in abortions.

Local causes:

Subinvolution.

Acute and chronic inflammatory diseases of uterus and appendages.

Endometritis and retroflexion.

Uterine tumors.

Adhesion of uterus to surrounding organs.

Contracted pelvis.

Surgery of serious nature on pelvic organs during pregnancy has not been followed by abortion, in numbers of cases.

Foetal causes:—

Syphilitic diseases of membranes.

Hydrorrhea.

Cystic degeneration of chorionic villi.

Placental infarction or apoplexy.

Degeneration of placenta.
Abnormal relation of placenta (placenta previa).
Involvement of cord such as shortening, twisting, etc.
Death of foetus caused by:—
Syphilis.
Smallpox.
Rarely tuberculosis.

All these being excluded, we now consider in our minds the criminal side, and we are often met with the history that early in married life, or, perhaps, unmarried, traumatic abortion has been brought about. Possibly later this married woman is willing to go to full term, but the uterus has acquired the habit of emptying itself at the third, fourth or fifth month. The effects of the criminal abortion or abortions carried on years before will now be the most prominent factor in thwarting the full fruition of pregnancy. When all the normal conditions that would produce an abortion are excluded, and when we have the following facts presenting to us, from our close observation, etc., that the case is one of criminal abortion, what is to be our attitude? It is not difficult to answer this question.

The husband and wife, who have become brutalized in seeking and accepting the services of the debased men and women who resort to this practice, are participants in the crime, and yet how difficult it is to elicit evidence, that offered before a district attorney, or any officer of the law, will have deserved punishment meted out to all parties concerned.

Take, for instance, case I, where it was absolutely impossible to get an admission from this husband or wife as to what had been done. They would not even admit that an attempt had been made to bring on an abortion.

Take case II, until the evidence was presented to the husband and wife they would not admit in the slightest degree having unlawful treatment, but when confronted with the fact were sufficiently overcome to tell all, even the name of the physician, a man living in an adjoining state.

While the state laws are fairly severe in reaching such cases, yet in this case there was no evidence presented, and the physician's testimony in defending himself was taken on the same basis as that of the party who wished to incriminate him. These are very difficult cases to establish in court, and often fail.

Case III illustrates that frame of mind which many women

ate in at the time of their menopause, who are unnecessarily frightened, and yet nothing abnormal has happened aside from the cessation of menstruation. In many instances they are entirely mistaken, as in this case, and do themselves irreparable injury, even to the loss of life.

There can be no doubt that women risk their lives in each effort to bring about a criminal abortion. They resort to all manner of mechanical contrivances, and, as is well known, sepsis many times accompanies the effort, and they die from a condition of sapraemia. All criminal efforts at abortion, although done ever so carefully, place these patients in a dangerous condition, when coming into the hands of the regular practitioner, who, while handling the case with the greatest skill, is yet unable to save the life of every individual.

The writer is convinced that aseptic surgery has been utilized to augment criminal abortion, among the middle, and particularly the wealthy classes; do we see this, being thus able to command services possessing a degree of ability, and able to make this procedure apparently aseptic, perhaps with recovery as to life, but later bringing serious illnesses. Sooner or later the woman becomes the victim, in a number of cases, of an ectopic pregnancy. The habit of abortion has been established, as referred to, and she may earnestly hope for a full term pregnancy, but is unable to accomplish it, because of this acquired habit on the part of the uterus.

The laws in reference to criminal abortion are far from being as thorough as they should be, even in any country, although some countries have laws more rigorous than others.

Beyond a doubt, men in our profession, women who are possessed of some skill, and professional abortionists, however they may have acquired their knowledge, should be prosecuted whenever they are under suspicion with the utmost severity. From a medico-legal standpoint they are criminals, and the members of our profession cannot be too thorough in obtaining evidence to fasten this crime upon the guilty parties, as it comes under our observation, from time to time.

Avantages de la dactyloscopie

Par M. Souza Valladares, Lisbonne.

Peut-on tenir la méthode des impressions digitales pour une méthode parfaite et efficace d'identification ? Nous croyons perti

nement que oui et les quelques lignes qui suivent n'ont d'autre
but que le désir de démontrer cette proposition.

Avant d'entrer toutefois dans le vif du sujet il faut dire ce que
signifie ce mot à l'aspect rébarbatif, la *dactyloscopie*.

On entend par *dactyloscopie* une méthode d'identification basée
sur l'interprétation des lignes de la pulpe des doigts, autrement dit
basée sur les empreintes ou impressions digitales, procédé tout
nouveau qui me semble appelé à prendre un grand essor et que
maint pays ont déjà adopté, le Portugal l'un des premiers.

Tous les auteurs qui ont écrit sur les empreintes digitales
sont d'accord sur les points ci-après:

1° — que les impressions digitales ne varient pas avec l'âge, qu'elles conservent, au contraire, de l'enfant au vieillard, des caractères toujours identiques,
non seulement dans leurs dispositions fondamentales, mais jusque dans leurs moindres détails. Tout change dans l'individu sous l'influence des chagrins, de l'âge,
des maladies; les dessins de la pulpe des doigts, seuls, ne changent pas: tels ils
se présentent chez le nouveau-né, tels il se révèlent chez l'adulte ou chez le vieillard.

2° — Un autre caractère des impressions digitales et celui-ci aussi important
que le premier, c'est leur extrême variation d'un individu à l'autre, à tel point
qu'on ne trouve jamais deux sujets présentant des dessins égaux.

Chez les jumeaux mêmes, où pourtant la ressemblance des traits est quelquefois si parfaite, les dessins sont tout différents. C'est un fait bien mis en relief
par l'illustre savant anglais F. Galton et encore par le médecin portugais M. Xa-
vier da Silva.

Nous-mêmes, parmi quelque six mille fiches de notre service d'identification
à Lisbonne, n'avons jamais rencontré deux impressions égales, appartenant bien
entendu au même sujet.

C'est dire qu'on ne trouve jamais deux dessins absolument identiques.

Voilà les deux grandes bases sur lesquelles s'étaie la *dactyloscopie*, qui a la prétention de se substituer au système de Bertillon comme moyen d'identifier les prévenus ou criminels. Est-ce
légitime ce desideratum, ou le bertillonnage tient-il bon contre les
rudes attaques de la *dactyloscopie?*

Il faudra ici établir, sous peine de nous égarer, une distinction importante: si l'on veut que les impressions digitales prennent la place du *portrait parlé*, si important dans la recherche
des criminels, on n'y arrivera jamais. Sous ce rapport, à la conception d'Alphonse Bertillon il n'y a rien à ajouter ou à retrancher.
C'est une véritable perfection que le *portrait parlé*, et là-des-
sus la critique n'a qu'à désarmer et se contenter d'applaudir.

Il en va tout autrement quand on prétend identifier un individu arrêté, c'est-à-dire, quand on veut savoir si cet individu est réellement celui qu'il dit être, ou celui que la justice prétend qu'il est.

Dans ce cas spécial, d'ailleurs très fréquent, la *dactyloscopie* peut rendre de grands services et prendre hardiment la place du *bertillonnage*.

Énumérons-en les principaux avantages sur la méthode d'Alphonse Bertillon.

1° Le matériel dactyloscopique est des plus simples : un rouleau, une planchette et de l'encre d'imprimerie. Le premier venu peut prendre des impressions. Pour ce qui concerne le bertillonnage il n'en est pas de même ; il faut, en outre d'un personnel trié sur le volet, des appareils délicats et coûteux et un matériel encombrant, quoiqu'on en dise.

2° Le temps mis à identifier un sujet par la dactyloscopie est tout au plus de cinq minutes, y compris bien entendu le temps mis à en prendre les impressions. Dans le *bertillonnage*, il faudra au moins une bonne demi-heure.

3° La dactyloscopie peut s'appliquer à tous les âges, à l'opposé du bertillonnage dont l'emploi est seul possible à partir de la vingtième année, — époque à laquelle l'ossature humaine acquiert sa fixité absolue— au dire d'Alphonse Bertillon. Ce dernier procédé n'a donc aucune prise sur les criminals juvéniles.

4° La dactyloscopie est une méthode qui ne froisse ni le rang social du prévenu, ni sa caste, son sexe ou sa religion.

Facilité d'apprentissage, rapidité d'exécution, simplicité de classement des fiches, modicité du coût du matériel, efficacité des résultats, tels sont en résumé les principaux avantages de la dactyloscopie.

Some legal aspects of epilepsy

Par Mme Harriet C. B. Alexander, Chicago.

I have avoided the usual error of considering exclusive phenomena as an absolutely essential conception of the epileptic constitution. This conception vitiates a large number of the judicial discussions of the subject. The conception is moreover clinically inconsistent with the clinical entity petit mal. The forensic aspect of the subject is inevitably muddled by any other view, than that taken. I have also endeavored to convey the idea, that the epileptic is a human being plus a disease, not merely a morbid entity. This conception vitiates like the previous one, most sociologic conceptions of epilepsy. The epileptic, considered as an invalid, is much more altruistic than most chronic invalids. He has a greater sympathy with his fellow-sufferers. None the less, however, are crimes of epileptic origin peculiarly motiveless and atrocious. They are more significant of morbidity because of their departure from epileptic altruism. These facts, moreover, indicate that the epileptic may be subject to normal motive and his acts must be judged from this standpoint likewise.

In discussing the marriage of epileptics, I do not wish to be understood as justifying it. In my judgment, an epileptic marriage where the pre-marital existence of epilepsy is concealed, is legally null and void.

It is difficult, however, in the English-speaking countries to deal with the cases where the parties with full knowlegde of consequences enter upon marriage. It is an open question whether the State has there the right to interfere in contracts where consequences are fully recognized even though the consequences may involve the next generation. In Roman law countries, however, the State has the right of eminent domain and under this principle, such marriages are de facto evidences of peculiarly great anti-social consequences.

*

* *

In forensic medicine, definitions are needed for classification or demarcation.

Definition is of scientific value only when it permits relative, not absolute application. A definition of epilepsy meeting those requirements was proposed by E. C. Spitzka a quarter of a century ago.

Epilepsy is a morbid state of the encephalon without palpable characteristic lesion, shown in explosive activity of an unduly irritable vaso-motor center, leading to complete or partial loss of consciousness which may be preceded, followed, or accompanied by various phenomena, expressing the undue preponderance of some cerebral districts and the suspended inhibitory influence of others.

The epileptic constitution is characterized by lack of tone, associated with exaggerated reaction and irritability; thus the pupils are at once dilated widely and unusually mobile. The muscular system, though generally relaxed, manifests exaggerated reflex excitability. The mental state presents at once great indifference and undue irascibility. The vascular system is depressed in tone in the interval, but displays rapid decided changes under excitation. The nervous system, generally speaking, resembles an elastic band, which, continually on the stretch, overshoots when one end is let go. Under normal circumstances, being less stretched, the band is not liable to fly afar when the cheek is removed; an irritation which, in health, produces muscular restlessness, accelerated respiration and pulsation, and various mental phenomena within normal limits, in the epileptic causes similar but more intense phenomena. The nervous irritability of the epileptic manifests itself in one direction especially. An important cerebral vasomotor center is diffused in an area between the thalamus and sub-thalamic region and the pyramidal decussation below. Irritability of this produces sudden arterial spasm of the carotid distribution so characteristic of the epileptic onset. Simultaneously with artery contraction, the pupil undergoes an initial contraction, and relaxation instantly follows in both cases. Sudden interference with cerebral circulation produces unconsciousness and destroys the checking influence of the higher centers on the reflexes in an analogous manner to shock, meanwhile, sudden deprivation of arterial blood and sinking of intra-cranial pressure, so far as the great cerebral masses are concerned, has occurred, with a sudden influx of blood to the unaffected vertebral artery district, whose territory thereby becomes hyperemic; as a result, the great convulsive center (the medulla) being over-nourished, functional excess (convulsion) occurs unchecked by the cerebral hemispheres disabled by their nutritive shock. Epileptic unconsciousness and coma resemble shock more than may do cerebral anemia or syncope. Impeded returned circulation of venous blood now comes into play; this, through accumulation of proteids, acts as a toxic agent, producing the severer symptoms of the post-convulsive periods.

The legal relations of epilepsy as determined by this patho-physiology are of three kinds. Those which are brought under cognizance of the law through direct mental results of epilepsy; those which require legal determination because of the consequences of epileptic neurosis; finally those in which legal determination of epileptic etiology is required. The first type deals with the civil and criminal responsibility of the epileptic. The second type involves the responsibility of others for results of epilepsy. The third type involves the responsibility of individuals, firms, or corporations for the causation of epilepsy.

The epileptic constitution from the outset raises doubt as to responsibility, because of the readiness with which, in it, free determination of the will is impaired. This test of responsibility obtains not only in Roman law countries, but likewise in English-speaking countries where the presumption of innocence of the common law is carried to its logical conclusion. The psychic results of epilepsy are usually classified according to their relations to the motor symptoms. This, however, does not include changes produced in mental states, other than dementia. Not unfrequently after establishment of the epileptic habit, a continuous querulent suspicional state occurs, which resembles that of traumatism, isolation, etc. This mental state at once causes morbid irritability and so weakens the will that the individual develops persecutory delusions and readily yields to them. In this state the unconsciousness or dazed consciousness, considered characteristic of epilepsy, is wanting.

In Regina vs. Taylor, the accused barred himself for hours within the house, held a loaded gun, and filled his pockets with partridges. After watching his pursuers for a long time, he deliberately aimed at the police superintendent and fired. The act was not an epileptic impulse, but, as Bevan Lewis points out, the well-planned determined act of a delusional lunatic. The accused, under delusion of marital infidelity, killed his infant. When pursued by the police, he regarded this as part of the general persecution to which he was subject. There was decided evidence of simulation by the accused, but equal evidence of grand mal, petit mal and epileptic mental states. Counsel for the accused claimed that he was a complete mental wreck, evidently thinking the case epileptic dementia. The accused, recognizing his legal status, had told a fellow prisoner the night before the trial, that he would be committed in a lunatic asylum. He was sent to the Broadmoore criminal lunatic asylum.

In certain cases, paranoia is complicated by epilepsy. The general mental state is then affected in two directions. Epileptic suspicional irritability and resultant treachery affects the delusional conduct of the paranoiac. On the other hand, the religious delusive conceptions and hallucinations of epilepsy affect paranoiac delusions; sometimes confirming these and giving the paranoiac a belief in a prophetic message. Such cases, while seeming to indicate consciousness during an epileptic attack, originate from a different source; that which gives rise to delusions of memory. These, as Meynert has shown, have the following pathogeny: An epileptic attack occurs from partial arterial spasm in a hemisphere. When complete occlusion results from this, collateral hyperemia occurs, engendering irritation and pronounced vascular contraction, leading to diminution of pressure in collateral branches. These phenomena do not produce hallucination, but the hyperemia causes a delusion of memory at the time the hallucination occurs by so coloring the subjective sensation, that the sensorium retains imprint of it, though, while not a true memory, closely simulates it. More seeming conscious-states. Epilepsy shocks the mental unity similarly to hypnotism. The epileptic is peculiarly open to suggestion along lines that do not antagonize the general mental trend. Shakespear, who as Brigham pointed out six decades ago, prepares for insanity in his characters, prepares Othello for his jealous suspicions by making him an epileptic (Act IV, Scene I).

> *Iago:* My lord has fallen into an epilepsy.
>   This is his second fit; he had one yesterday.
> *Cassio:* Rub him about the temples.
> *Iago:* No forbear
>   The lethargy must have its quiet course
>   If not, he foams at mouth and by and by
>   Breaks out to savage madness.

While motive may seemingly underlie the criminal act of an epileptic, legal tests of responsibility require analysis of such motives. Morbid jealousy, generally the outcome of chronic alcoholic neurosis, occurs in other erotico-suspicional states and may tinge an epileptic explosion which would lead to crime, even though the alleged motive were absent. The influence of other psychoses dominating epileptic mentality appears in the somnolentia of epileptics. Somnolentia is a lapping over of a profound sleep on the domain of seeming wakefulness, producing involuntary intoxication of the patient which at the time destroys his moral agency. This state is frequently accompanied by fears and suspicions related to the onslaught of burglars or robbers.

In a case reported by Bevan Lewis, a hereditarily defective neurotic imagined as he slept beside his wife, that he saw two burglars rifling a chest in his room. He sprang out of bed and, as he rushed for his bit, saw a burglar strike his wife with a hatchet. He remembered nothing more but was found wandering in the streets, vacant and confused, holding a hatchet. Immediately subsequent to the idea of the burglar he had a fit. The idea of the hatchet caused him to rush down stairs and during the automatic period he had killed his wife. In this case somnolentia had dominated at the outset. The crime had been committed in an epileptic unconsciousness. The story told me was one which a less intelligent conscientious auditor than the English policeman who first heard it would have regarded as a clear proof of guilt. In a case reported by T. M. S. McKennan and W. K. Walker, of Pittsburg, Pennsylvania, an 18-year-old boy killed his mother and four sisters. An older brother awakened in the night by a moaning sound in his mother's room, saw his brother coming out of the room with an ax in his hand. The latter exclaiming "burglars, robbers" struck the bed with the ax where his brother had been lying and then struck at his brother who grappled with him and bit him, all this time he was calling "burglars, robbers", apparently insensible to his surroundings. He was taken to the police station and left there. In an hour and a half, when the brother returned to the station, the accused asked what was the matter and why he was there. He claimed that in the night he was awakened by a noise of a door being opened. He punched his brother, told him some one was in the house, pulled on his trousers and went into the hall. His mother's door was closed. He went down into the kitchen, but saw nothing out of the way. On his return he noticed his mother's door was open and a lamp was burning in the room. He heard no sound, but saw some blood on the wall and on the bed. He did not go into the room; he saw an ax lying in the doorway, picked it up, went to his own room and called to his brother three times, who did not answer. He touched his brother on the thigh with the ax to awaken him. The brother then jumped up, grappled with him and took him to the station house. He was awake, did not commit any crime, and knew nothing of his mother and sisters being killed until told of it next morning. He had been working on patents and had drawings in a scratch book. A month previous to the homicide, he found leaves torn out and an unsigned note in the book which read: "If you attempt to find who did this, will kill yourself and family." A detective, when shown the note, told him some one was playing tricks on him.

There were hereditary taint and degeneracy stigmata. The education of the accused was limited, but he had shown a tendency for serious reading. He was the breadwinner of the family, had decided mechanical capacity and until four months before the crime, had run a stationery engine. Four months before the tragedy he stopped work and announced he was going to work on a patent for a car brake. While in jail he showed no interest in this. His tongue had been bitten when he was first seen after the homicide. Once he suddenly fell and remained unconscious for a few seconds, but there were no convulsive movements. He was acquitted on the ground of somnambulistic automatism.

In the Chicago case of the People vs. Mueller, while a defense called "epileptic somnambulism" was attempted, none of the characteristic features of either epilepsy, somnolentia or somnambulism were presented in evidence. There had been frequent quarrels between the man and his wife and threats of death had been made. The crime was begun with one weapon and finished with another, when the first proved ineffectual. There was some remembrance of every stage of the homicide. This man was an alcoholist whom his wife had supported. He alleged before the homicide that the children killed were not his; he was found guilty and executed.

Many simulations of consciousness in the epileptic precede, succeed and take the place of the fit, whether this be petit or grand mal. All other things being equal, petit mal is most apt to produce these disturbances, since it temporarily breaks up but does not destroy the mental balance constituting the ego during consciousness. The cases, moreover, where an imperative conception or obsession takes the place of, precede or succeeds a fit, are cases of true consciousness.

In a case reported by Marco Sualian, became an epileptic at eight and the convulsions continued until twenty-five, then they were replaced by an irresistible homicidal impulse preceded by an aura. The patient recognized his obsession as illegal, but irresistible, so that he demanded restraint when he felt the aura. In one of my own cases, the patient had copralaliac tendencies between the attacks during the period of lucidity. The improper nature and abnormal character of these utterances she fully recognized. To enable her to control them, she tied a cloth around her mouth, which aid to her will was usually effectual.

In certain cases from rhythmic neural law, occurrences of the pre-, post-, or equivalent epileptic states occur.

In a case reported by Clouston, a young epileptic, friendly with the doctor when lucid, disliked him very much during post-epileptic excitement. He was once found with another patient making a weapon to assault Dr. Clouston, out of a stocking into which he had put a stone, tying a string about it and slipping it up his sleeve till he should have a chance to use it. When recovered from the excitement he had no remembrance of this. The seeming conspiracy between two patients is not so exceptional as to create doubt of the case. In one of Kiernan's cases a victim of epileptoid hallucinatory confusion, preceded by kleptomania, united in a seeming conspiracy to escape with a paranoiac and two epileptics. They were seated on the grounds after their usual walk. The epileptics were in post-epileptic dazed consciousness. The patient first described suggested they go home, the third patient rushed on the attendant and threw him down while the others ran off. Later, he had no recollection of his violence nor of the suggestion of escape, albeit his act was prompted by it. There were several factors which combined to give the appearance of a plot to the result of quickly suggested action on post-epileptic states liable to suggestion.

The influence of suggestion on these pre-, post-, and equivalent states, naturally creates doubt as to the validity of deeds, wills, and contracts executed by epileptics. As the mental state predisposes to undue influence, the burden of proof should be thrown, upon the will, deed or contract. The suspicional states, are most strongly directed toward those who do not humor them, and hence are an excellent field for confidence men, parasites, etc., to work.

While marriages of epileptics are frequent, attempts to annul these are rare. In two Illinois cases, women who have received large pecuniary damages from corporations for traumatic epilepsy, were married indubitably for these damages. In these cases validity of the marriage was not denied by the court when the question was brought before it. The issue, however, was not directly made, but was part of an attempt to place the woman under a guardian. Under the Canon law, if the woman had no clear conception of marriage responsibilities, her marriage would be null and void. Under the contract doctrine of the civil law, such a marriage would also be void, since the contract lacked the elements of mutuality. The epileptic sometimes wanders from home traversing considerable distances and is guilty of complicated anti-social crimes in the intervallary epilepsy of Falret. The patient seems to have come to himself, he converses with those round him and performs acts seemingly regulated by his will. He is, however, totally unconscious of these. In this condition which is divided by Falret into intellectual grand, and petit mal, burglaries and others seemingly planned thefts have been perpetrated. These states are probably intensified psychic equivalents, they often underlie double consciousness and frequently appear in larvated epilepsy.

In one of W. A. Hammond's cases, a manufacturer left his office at 9 o'clock in the morning to purchase some bulbs and remained away eight days. He was tracked all over New York City, but the trackers were always one hour behind him. He went to theaters, to hotels where he slept, to shops where he made purchases, and took a journey of one hundred miles, losing his ticket and being put off at a way-station. He returned to New York, passed the night at a hotel and on the eighth day appeared at his office. He had no recollection of anything during the eight days. In one of Legrand du Saulle's cases, a young man of wealth and good standing, lost himself sometimes for three days. He would find himself far from home on a railway or in a prison with clothing in disorder and without recollection of what had happened. His pockets would contain pocket books, jewelry, cigar cases, knives, laces, bank notes, gold coin, letters and other articles. How he acquired these he would never know. In one of R. Dewey's cases, a man in the state just described broke into a store at night, in a manner that showed so little skill in burglary, stole very useless articles and was tracked by his senseless neglect of the most ordinary precautions.

The epileptic equivalent may express itself in moral perversion only. The patient may be a dipsomaniac, nymphomaniac, zoophiliat, sexual pervert, kleptomaniac or suffer from homicidal impulses, during the equivalent, being moral and upright in general.

In one of J. G. Kiernan's cases, the grandson of a village miser had true kleptomania as a psychic equivalent. He would steal articles varying in character according to the time of suggestion and would hide these away, never making any use of them. Owing to prejudice against his grandfather, he was tried and convicted. The insane origin of his thefts so soon became obvious in the jail that the prosecuting attorneys had him paroled and transferred to a private sanitarium.

Rape and criminal assaults on persons of the same sex are

far from rarely epileptic equivalents. In these cases erotic-religious phenomena often occur.

The epileptic constitution may develop prolonged acute psychoses. Of these katatonia I, with Kiernan, Spitzka, Hammond, Landon Carter Gray, Conolly Norman, Nolan, Kahlbaum and other English and German speaking alienists, regard as one.

In the case of the People's vs. May Buckley, in which I was called as expert, the accused had long had pre-epileptic suspicional states prior to entering on a harlot career. During these she made attacks with scissors or other weapons while seemingly conscious. Then came a convulsion followed by post-epileptic stupor, lasting from a few hours to a week. Just after a period seemingly of this type, she called a woman saloonkeeper to the rear entrance of her saloon, and there shot her dead. Although the woman was sixty-five years old and not especially attractive, the State alleged that the accused, who is young and attractive, committed the deed from jealousy. Immediately after arrest and confinement in the central police station, she so displayed the pathetic dramatism of katatonia, that the police matron regarded her as insane. Remains of this dramatism were still present after two months, but stupor and stereotypy were likewise present. Two months later than this a cataleptoid state occurred which required feeding and attention to the dejecta. There was an expression of terrific stupidity resembling that of the «thunderstruck melancholia» of the Germans, but marked by more intense stupidity. She was found insane under a humanitarian section of the Illinois Criminal code, affecting prisoners who become insane before trial. The history of the case left no doubt that the crime was the product of a pre-epileptic suspicional state, whose stuporous sequence had become katatonia.

The epileptic in his relations to society often involves consequences to others. An epileptic may sustain injuries which aggravate his condition or produce severe bodily hurts. The legal question here would be to responsibility for results. The epileptic who knows the condition (many epileptics do not) is legally bound to take more than usual precautions. Liability of an individual, firm or corporation, is determined by care and prudence exercised by the victim of an accident; furthermore, no one can be held liable for the consequences of bodily or mental defects. If, however, a negligence which would cause slight injury to an ordinary person brings on an epileptic attack through which serious consequences result to the epileptic, those responsible for the negligence are liable for the serious consequences.

Here is involved an interesting question of criminal responsibility.

It was claimed in the Illinois case of the People vs. Van Dyne, that epilepsy, prior to the completion of adolescence, which disappeared at adolescence, leaving no trance should excuse a conspiracy to assassinate for plunder, whose execution had once been put off because of change in weather. The accused was convicted. No evidence was offered that the pre-adolescent epilepsy had so deteriorated his intellect as to predispose him to undue influence from his companions. Assuming, however, that there had been such a state allied to the post-hypnotic condition, two legal problems would have been then presented. The acts of the epileptic would not then have been the product of his mentality but of others minds. While he would have clearly been irresponsible as not having the free determining power of the will, the other minds would have been responsible for his acts as accessories before the fact.

A somewhat similar problem is presented by what are called in English thief's argot, «dummy-chuckers», who feign epilepsy to draw a crowd so that pick-pockets may reap a harvest. Exceptionally close observation has shown that some «dummy-chuckers» are epileptics. Still more rarely, as in the case of Harriet Jaynes, true epilepsy has resulted in a «dummy-chuckers». Assuming that an epileptic is induced to become a «dummy-chuckers» by criminals, a complicated problem in responsibility results. Simulation of epilepsy for various motives by epileptics is not unknown in public institutions. This occurs even when there is no hysteric complication. Should the epileptic be free from mental disturbance when he feigns, should he clearly recognize the nature of his act and its consequences, should he have the power to refrain, it is clear that he must be considered an accomplice. All these facts must, however, be determined beyond a reasonable doubt.

Another phase of mental epilepsy coming under the present category is where epileptics under suggestion make false accusations. This is not rarely done by the police, even in English-speaking countries where inquisitional practices are opposed by the letter and spirit of the law.

In the Chicago case of the People vs. Hankins, an epileptic woman fell in a fit, fracturing her skull against the fender. Her husband, finding her bathed in blood, summoned the police to transfer her to an hospital. At the hospital, it was found that her skull was badly fractured over the temporo-parietal region. The police, stung by previous criticisms on the non-detection of crime, arrested the husband for assault on the wife. On trephining, the middle meningeal artery was injured, producing considerable hemorrhage. Normal salt transfusion was employed, followed by a severe epileptic status. While the woman was in the stupor, succeeding the status, her vision being affected by the injury, her husband was brought to her with a declaration by the police that he was the man who had struck her. Several leading questions were then put to her involving guilt, but ignoring the fact that her husband was the man meant. These she answered in the affirmative. About two weeks later she completely cleared up mentally, told about her fall as an accidental one and in effect repudiated her declaration. Application for bail resulted in a police statement, that she was out of her head when she repudiated her first statements. On medical examination it was found that she had no knowledge whatever of the declarations made to the police, of the arrest of her husband or of the accusations against him. His release on bail promptly followed and on her recovery his discharge.

This case illustrates the dangers of accepting accusations by epileptics unless exactly corroborated by outside evidence.

The Indiana case of the State vs. Beam, reported by W. F. Howat of Hammond, Indiana, also illustrates false accusation consequent on epilepsy. A woman was found dead in bed, flat on her back, covered up, one of her legs slightly drawn up, with her face turned toward the right; the face was somewhat discolored and swollen. Frothy mucus mixed with blood came from the nostrils and some blood from the ears. Marks or what were called scratches were on the neck. According to the State physicians who made the necropsy, there was a blue mark three or four inches long and two inches wide, extending from a point about an inch below the right ear lobe. There was a slight abrasion on the left side near Adam's apple, in two or three places the skin was removed. The night of her death she slept upstairs alone. The accused and his father slept downstairs; the mother had died some time previously and the deceased was housekeeper. The younger brother was absent that night. Early on the morning of April 24, the accused built the fire as usual, he then called the deceased, hearing no reply, he went to her room and found her dead. He then told his father.

The deceased was a robust young single woman about 150 pounds in weight. About two years prior to her death, she had born an illegitimate child. For three or four years prior to her demise, she frequently had sinking spells or fits. She would fall to the ground and remain unconscious from a few minutes to hours; at times she would talk incoherently, would be unable to recognize anyone, or would become ghastly pale. As a rule, she had the appearance of a corpse, but occasionally she kicked around, attempted to pull her hair and had to be held to prevent her from doing herself injury. At the outset of these spells she breathed heavily and could be heard all over the room, soon the heavy breathing ceased and it became difficult to see that she breathed at all. Medical aid had frequently been summoned for her. The attending physician swore that she was an epileptic, albeit he had never seen her in grand mal. The State in its opening alleged that the accused killed the girl in a jealous rage. In the closing arguments, it alleged that the accused, tiring of her, wished to be rid of her, insinuating he was the father of her child. At the second trial (which followed a disagreement of the jury) this was shown to be absolutely impossible. The State then relied upon an alleged ungovernable temper of the accused. The deceased came to her death, according to the State, from strangulation by external violence and pressure on her throat by the defendant. This claim was based wholly upon the marks on the neck and the pulmonary congestion found post mortem. Death from epilepsy was denied, because an epileptic, it was claimed, could not inflict the marks or bruises upon his or her person found upon the deceased. Muscular contractions, it was claimed, would prevent her getting her hands to her throat. The healthy condition of the brain and the other organs disproved epilepsy, according to the State. No examination was made as to persistence of the thymus or the unilateral differences of the blood vessels. No dissection of the neck nor any examination of the larynx or trachea, nor any search for foreign bodies in the air passages was made at the first necropsy. The outer surface of the neck was alone examined. Twenty days after death the body was exhumed and portions of the two sides of the neck removed. These parts, it was claimed, showed bruises, blood clots beneath the skin extending entirely through the sterno-cleido-mastoid, but there was no injury or lesion of the larynx or trachea, and no foreign substances were found in the air passages. The tissues removed were not offered in evidence, nor was the defense permitted to examine them.

The first necropsy showed that at death gastric digestion was proceeding. She had last taken food about 9 p. m. Dr. Howat was asked whether the sinking spells or fits from which the deceased suffered were epileptic. He answered they probable were. He was asked: Could an epileptic scratch or otherwise injure him or herself during any portion of the attack, he replied they could do so during the aura and that various injuries might be sustained during the convulsive and post-convulsive stages. He was asked if the blue mark might not have been post-mortem lividity, and he replied that it might, since no evidence had excluded this possibility. He was asked whether this lividity might not have been increased in extent and intensity by the fact that the head was drawn to that side, and a fold of soft tissue so produced at that point, and answered yes. He was asked if the convulsive movements on that side of the neck might not have been more severe than elsewhere, and replied yes. He was asked if convulsive movements were ever so violent as to cause muscular rupture, and replied yes. In response to the question whether epileptics ever died suddenly, he replied that they did so very frequently and that they often did during seizures. He testified that death might be produced by a series of convulsions or by convulsion, were it sufficiently severe. He likewise testified that it might result from paralysis of the respiratory centers secondary to severe shock. It might result from tonic spasm of respiratory muscles, in which class he included Hilton Fagge's spasm of the glottis. It might result from sudden cardiac nerve strain, dilation or rupture. It might result from asphyxia by foreign bodies (as food) or from suffocation. It might result from accidental violence sustained during the seizure.

He testified that patients dying suddenly from tonic spasm of the respiratory muscles would show post mortem signs of asphyxiation. From the evidence in the case, he testified he could not exclude epilepsy as a probable cause of death and that he would not be justified in concluding that death was due to strangulation by external violence. The necropsy had not been sufficiently careful and exact to exclude other causes of death than those alleged by the State. The second necropsy was valueless.

The forensic problem involved in the third type of cases is rendered difficult of solution, in English-speaking countries, by judicial rulings which prohibit the expert from taking into account subjective symptoms in civil cases. This difficulty is overcome to some extent by the hypothetical case based on the patient's statement in court and other evidence.

In the Illinois case of Sobkowicz vs. The Crane Co., the following hypothetical question was submitted: Assume an unmarried female nineteen years of age, of previous good health so far as known, save as it may be evidenced by the hypothesis in this question, should be going up in a freight elevator conducted in the manner in which such elevators are usually conducted; that there should have been, according to this person's statement, a jerk of the elevator which was not apparent to other passengers in the elevator; assuming likewise that there was a second jerk, according to the person assumed in the hypothetical case, who remembers then of falling backward, but does not remember anything thereafter; assume likewise that she does not remember of her knees striking the floor of the elevator and does not remember going over the edge of the elevator floor; assume likewise that it seemed to her that she tried to catch hold of something after the elevator jerked, as she says, but that everything then become dark; assuming these facts, can you form an opinion as to the physical condition of the person described in the hypothesis at the time of entering the elevator? To this question I replied that the person described was suffering from epilepsy or from some condition resembling syncope at the time mentioned and that such a condition contributed to the fall from the elevator.

The following additional hypothesis was then presented: Assume likewise that the person described in the previous hypothetical case received an injury over the right parietal region, that she had a fracture of the clavicle, that she had a dislocation of both wrist joints, that she is picked up unconscious and remained so for about ten days; that a catheter had to be used to relieve the bladder for three days after the accident; that during the unconscious period she tore bandages from her arm and body many times; that she remained about one month in the hospital and while there suffered severe pains in the head and various parts of the body; that about two months after the accident she lost consciousness and fell against the stove; that a number of times thereafter she lost consciousness and when she came out of the hospital she was weak; assuming these to be true, can you form and have you an opinion as to the nature of the unconsciousness which occurred in the elevator?

To this hypothesis I replied that the attacks of unconsciousness were probably epileptic, but that they occurred too soon after the accident to be due to it. In my judgment, it would take at least six months to develop the epileptic habit in the absence of meningeal irritation or grave cortical lesion of which no evidence was presented in the hypothesis. The plaintiff presented evidence thereupon tending to show that other persons had been thrown down by the motion of the elevator and also that the attacks of unconsciousness had not occurred until more than six months after the alleged accident. Under the circumstances, the jury naturally found for the defendant, since in Illinois they are judges of the evidence. As the whole question turned on the validity of the two hypotheses and as the cardinal facts of the defendant's hypothesis were disputed, the jury logically held that the preponderance of evidence was with the plaintiff.

In the Chicago case of Wills vs. The Chicago City Railway Co., the issue turned upon the validity of an hypothesis which assumed that there had been a tonic spasm lasting from fifteen minutes to half an hour. The preponderance of evidence being against the epileptic nature of such a spasm and epilepsy having been the specified result of the accident, the jury found naturally for the defendant.

The question of diagnosis between epilepsy and hysteria, while not demanded by the declaration filed in the case, is often raised. In such cases attorneys have often wisely abandoned the attempt at demarcation and held that hysteria and epilepsy are equally serious neuroses and if negligence caused either, the person responsible for the negligence is liable to damages for a serious neurosis. This position has been repeatedly sustained by the Illinois courts. The Chicago practice during the 80s and early 90s had been for the defendant corporation to claim that everything was hysteria, and that hysteria was a feigned condition.

In litigated cases moreover, traumatic hysteria very frequently complicates traumatic epilepsy.

In the case of Hogan vs. Chicago, T. L. Burns saw the patient in an attack of grand hysteria and testified to the existence of that neurosis alone, admitting, however, the possibility of epilepsy as a complication. J. G. Kiernan, who saw the patient in attacks of grand and petit mal and in post-epileptic stupor, testified to the existence of epilepsy, admitting the probability of an hysteric complication. As the patient was a woman, the hysteria diagnosis was the usual omnibus for all symptoms. The jury found for the plaintiff, and their verdict was sustained by the Illinois Appellant and Supreme Courts.

These cases naturally raise the question whether epilepsy can be diagnosed in the absence of a fit. Spitzka, Kiernan, Landon Carter Gray, Howard of Montreal, Echeverria and others, hold with the older clinicians that a dilated mobile pupil together with petecchiae suffices for diagnosis of epilepsy in a suspected case. In the criminal case of the People vs. Mooney, Kiernan diagnosed epilepsy, unsuspected in the prisoner, from these two facts, which diagnosis was subsequently confirmed by the evidence.

Epileptic pallor is also of value in corroboration, albeit other conditions exhibit a similar pallor. These three conditions are found alike in congenital and acquired epilepsy and hence, when present, are of value in diagnosis. Their absence, however, does not disprove the existence of epilepsy. It has been claimed by certain corporation attorneys, that subsequent marriage by epileptics disproves the existence of epilepsy. This contention would hardly merit discussion were it not frequently employed by judges. It has been decided absurd by the Illinois Supreme Court, which held in the case of Pyott vs. Pyott that even a senile dement might go through a marriage ceremony without understanding fully its nature and resultant responsibilities albeit, regarded as sane by the

officiating clergyman chiefly intent upon his fee. At one time,
marriage was a popular prescription for epilepsy. The coprolaliac
patient elsewhere mentioned had been married by payment of a
fee to her husband. This prescription seems to have been peculiarly prevalent in Germany. There marital affairs are conducted
as in Europe generally on a more commercial basis than they are
in English-speaking countries as Letourneau points out.

BIBLIOGRAPHY

New England Medical Monthly 1884.
Wharton & Stille, Medical Jurisprudence.
Medical News, April 28th, 1905.
H. N. Moyer, People vs. Mueller, Ill. Reports 1905.
Medical Standard Vol. 1, 1887.
Alienist & Neurologist 1887.
Hogan vs. City, Illinois Repo.ts 1898.
Gruss vs. C. T. T. Co. Illinois Reports 1903.
Landon Carter Gray, Nervous and Mental Diseases.
Treatise on Insanity.
Illinois Medical Journal 1904.
Illinois Reports 1903.
American Journal of Insanity 1880.
Médicine Feb. 1906.
Medicine April 1906.
Illinois Appellant Court Reports April 1906.
Illinois Reports 1900.

Signes de la mort par submersion

Par M. ADRIANO X. LOPES VIEIRA, Coïmbre (v. page 17).

Empreintes des mains; leur importance médico-légale

Par MM. SILVA AMADO et LIMA DUQUE, Lisbonne (v. page 49).

DISCUSSION

M. FARKAS applaudit vivement la 4e conclusion des rapporteurs et propose
à la section de la transformer en vœu du Congrès (Approuvé).

VŒUX

Dans l'après-midi, la section a visité le poste anthropométrique de Lisbonne.

SÉANCE DU 23 AVRIL.

La folie dans les prisons; création d'un service d'examen médico-psychologique des détenus

Par M. PACTET, Villejuif.

Le but de cette communication est d'établir qu'il existe des
aliénés dans les prisons, de faire voir par suite de quel concours

de circonstances ils s'y trouvent et de rechercher les moyens propres à mettre fin à une situation défectueuse, aussi bien au point de vue purement humanitaire, qu'au point de vue du fonctionnement régulier de l'organisme social que sont les établissements pénitentiaires.

Dire qu'il existe des aliénés dans les prisons, c'est énoncer une proposition qui a la valeur d'un axiome. La réalité du fait est mise en évidence: 1° par les statistiques des médecins qui, au courant de la pathologie mentale, ont eu la possibilité d'examiner les hôtes des prisons; 2° par les cas qu'ont relatés les médecins d'asiles d'aliénés qui recevaient dans leurs services des détenus atteints de troubles mentaux, après un séjour plus ou moins prolongé à la prison; 3° par les résultats d'une enquête, dont l'auteur a pris l'initiative, auprès des médecins aliénistes des différents pays; 4° par les opinions concordantes des directeurs d'établissements pénitentiaires de France qui tous s'accordent à reconnaître qu'un chiffre notable de leurs pensionnaires pourraient utilement être soumis à un examen médico-psychologique.

Les aliénés qui se trouvent dans les prisons ont une double origine: les uns, et probablement les plus nombreux, étaient déjà atteints d'aliénation mentale au moment où ils ont été condamnés par les tribunaux et leur état de maladie a été méconnu par les juges; les autres sont devenus malades au cours de l'accomplissement de leur peine.

Il est difficile d'établir d'une façon exacte la proportion des aliénés qui se trouvent dans les prisons, puisque, jusqu'à ce jour, aucune recherche méthodique n'a été entreprise pour élucider la question. L'on est obligé, à cet égard, de s'en tenir aux renseignements fournis par les auteurs qui ont écrit sur ce sujet, médecins de prisons ou médecins d'asiles, aux documents officiels, bien que très incomplets, de l'administration pénitentiaire et au mouvement des entrées à l'établissement spécial de Gaillon qui, jusqu'à cette année, recevait les détenus condamnés à plus d'un an de prison devenus aliénés pendant leur séjour dans les maisons centrales. Ferrus évaluait cette proportion à 11 pour mille, Parchappe à 6 pour mille, Sauze à 20 pour mille. Baillsel a trouvé 226 cas d'aliénation préexistante à l'internement, dans une période de sept années; Paul Garnier, en cinq ans, a reçu à l'infirmerie spéciale du Dépôt 255 aliénés sortant des prisons de la Seine. Magnan en voit entrer dans son service, en moyenne, 30 par an; Henri Monod, qui fit une enquête auprès des médecins d'asiles, au sujet

des aliénés recueillis dans les asiles publics après condamnation
réunit, pour la période de 1891 à 1899, 479 cas; enfin les entrées à
l'asile spécial de Gaillon, de 1893 à 1902, ont été de 260. Aujour-
d'hui les statistiques des différents pays s'accordent à évaluer à 5
ou 6 % le nombre des aliénés que renferment les maisons de
détention et, en France, plusieurs directeurs de prisons, avec qui
j'ai eu l'occasion de m'entretenir, estiment que 15 % environ de
leurs pensionnaires devraient faire l'objet d'un examen de la part
de médecins aliénistes. Henri Colin, qui fut pendant plusieurs
années médecin de l'asile de Gaillon, dans un livre que nous avons
publié ensemble sur les aliénés dans les prisons, déclare et prouve
que le chiffre des malades internés dans cet établissement est loin
de représenter le nombre exact des aliénés qui se trouvent dans
les maisons centrales. En effet, les seules maisons centrales qui
dirigent les aliénés sur l'asile de Gaillon sont celles où le service
médical est fait par des médecins familiarisés avec les symptômes
des maladies mentales.

Le séjour des aliénés dans les prisons est parfois fort long
avant que leur état mental attire l'attention. On voit, dans l'enquête de M. Monod, que 14 aliénés y ont séjourné moins d'un
mois, 27 de un à deux mois, 13 de deux à trois mois, 7 de trois
à quatre mois, 6 de quatre à cinq mois, 3 de cinq à six mois,
3 de six mois à un an, et 1 près de trois ans. J'ai observé un
aliéné persécuté, condamné à cinq ans de prison pour tentative
d'homicide, qui accomplit intégralement sa peine, et dans l'ouvrage
auquel je faisais allusion plus haut, sur les aliénés dans les prisons, l'on peut remarquer que des malades sont restés en prison
deux ans, trois ans, quatre ans et même six ans avant d'être
envoyés dans un asile.

Cette longue durée du séjour d'aliénés dans les établissements
pénitentiaires s'explique, en premier lieu, par l'inaptitude du personnel de surveillance à reconnaître, dans tous les cas, l'existence
de la folie chez les détenus, ensuite par le maintien en prison de
détenus notoirement aliénés pourvu qu'ils travaillent régulièrement
et n'apportent pas la perturbation au fonctionnement des divers
services, et enfin par l'insuffisance, universellement constatée, du
service médical ordinaire des prisons, pour faire, en toute certitude, le diagnostic de l'aliénation mentale.

Les inconvénients d'une telle situation sont multiples. Elle
constitue une violation de ce principe, universellement admis aujourd'hui, que la place des aliénés ne peut être qu'à l'asile. Elle

expose les aliénés inadaptables au milieu, du fait de leur état pathologique, à subir les rigueurs d'un règlement sévère. Certaines infractions à la discipline peuvent entraîner une punition de 90 jours de cellule ténébreuse, et enfin elle crée un réel danger, comme le montre un incident récent survenu à la prison de Fresnes, où un détenu, atteint de délire de persécution, fit le jour même de sa libération et sous l'influence de son délire une tentative de meurtre sur l'un de ses gardiens.

Existe-t-il des moyens de la faire disparaître? Assurément. Elle se trouverait déjà atténuée si l'on exigeait des connaissances en pathologie mentale de tout médecin chargé d'un service pénitentiaire. Mais elle réclame des mesures plus radicales et le moyen le plus apte à y mettre un terme consisterait à suivre l'exemple qui a été donné, il y a plus de quinze ans, par un pays d'Europe, la Belgique, où un service spécial, désigné sous le nom de service de médecine mentale des prisons, et confié à deux médecins aliénistes, a été créé dans le but d'éliminer des établissements pénitentiaires les détenus qui relèvent de l'asile d'aliénés.

L'utilité de ce service se mesure aux résultats obtenus. En France, une population d'environ 22.000 prisonniers a donné, de 1893 à 1902, c'est-à-dire pendant une période de dix ans, une moyenne annuelle de 26 entrées à l'asile spécial de Gaillon; en Belgique, un nombre de détenus inférieur à 4.000, a donné lieu, chaque année, à 130 examens de la médecine mentale.

Une tentative timide a été faite en France pour s'engager dans la voie tracée par la Belgique; cette tentative est due à mon initiative et à celle de mon collègue de Villejuif, le dr. Henri Colin.

Il s'agissait d'obtenir l'autorisation d'examiner dans quelques prisons les détenus chez qui l'étude du dossier avait permis de soupçonner des anomalies psychiques.

L'appui du ministre de l'intérieur et du directeur de l'administration pénitentiaire, M. Grimanelli, nous fut aussitôt acquis. Mais ne tardèrent pas à surgir des résistances qui, s'abritant derrière une prétendue crainte d'éveiller les susceptibilités de la magistrature, au cas où un nombre important d'aliénés serait signalé, aboutirent à restreindre l'étendue et l'efficacité de notre action, en remettant exclusivement à l'administration le soin d'indiquer les sujets qui devraient être examinés.

L'état de choses que je signale, c'est-à-dire la présence d'aliénés dans les prisons est de tous les pays; les médecins d'Amérique, comme ceux de l'Europe, en ont signalé l'existence.

Aussi le Congrès ferait-il oeuvre humanitaire en aidant à l'accomplissement d'une réforme réalisée déjà en Belgique, ébauchée en France, indiquée partout, et en émettant un vœu en faveur de la création, dans chaque pays, d'un service d'examen médico-psychologique des détenus, à la tête duquel seraient placés des médecins aliénistes.

DISCUSSION

M. SILVA AMADO. (Le texte n'a pas été remis).

M. LIMA DUQUE propose que la conclusion du travail de M. Pactet soit considérée comme un vœu du Congrès (Approuvé).

Application de la méthode graphique aux examens médico-légaux avec démonstration de dessins et de photographies

Par M. SILVA AMADO, Lisbonne

(Le texte n'a pas été remis)

DISCUSSION

M. PACTET. La méthode de représentation graphique des lésions anatomiques présente un haut intérêt, non seulement pour le magistrat mais aussi pour le médecin. C'est un procédé simple, clair et rapide qui permet de prendre une notion complète des conséquences d'un accident et de ses causes mieux que par la lecture d'une description écrite.

En ce qui concerne l'appréciation de la responsabilité des inculpés, elle mérite aussi de retenir l'attention. C'est de toute évidence que la responsabilité n'est pas identique, dans le cas de mort pour fracture du crâne, si le crâne de la victime avait la minceur d'une feuille de papier ou une épaisseur normale, et c'est servir la cause de la justice de lui fournir des éléments précis qui lui permettent de se prononcer, avec certitude, sur tel cas déterminé. Et c'est ce but qu'atteint M. le professeur Silva Amado, avec sa méthode graphique qui devrait être, autant que possible, généralisée.

Recherches médico-légales des taches de sang

(L'examen médico-légal des taches de sang et spécialement
la méthode d'Uhlenhuth)

Par MM. A. J. FERREIRA DA SILVA et ALBERTO D'AGUIAR, Oporto (V. page 24)

DISCUSSION

M. UHLENHUTH : Im allgemeinen stimme ich dem Referenten zu. Neuerdings ist von Italien eine neue Methode der Differenzierung von Menschen- und Tierblut angegeben. Bei Erhitzung von Blutlösungen (Stunde auf 80° C soll die Katalyse durch Wasserstoffsuperoxyd aufgehoben sein mit Ausnahme von Menschen- und Affenblut. Ich halte diese Methode nach meinen Untersuchungen für unzuverlässig und möchte sie für die Praxis nicht empfehlen.

Ebenso unzuverlässig ist die Methode von Marx-Ehrnrooth, wie die unter meiner Leitung von Martin ausgeführten Versuche beweisen. Die Isoagglutinine sind im menschlichen Serum sehr häufig, auch sind sie zeitlich variabel. Die Agglutinine gehen im angetrockneten Blute bisweilen schnell zu Grunde.

Die Methode von Neisser-Sachs ist wissenschaftlich sicher fundiert. Sie ist jedoch in der Praxis sehr schwer zu handhaben, da man mit zahlreichen variablen Faktoren zu rechnen hat. Complement und Amboceptor müssen genau abgestimmt sein. Als haemolytisches System ist normales Kaninchenserum und Hammelblut nicht zu empfehlen, sondern ein künstliches haemolytisches System.

Es gibt offenbar zahlreiche Substanzen, die an und für sich schon eine Complementablenkung bewirken, wie Bouillon, Urin, 10 %ige Kochsalzlösung, etc. Bei einem von mir untersuchten mit Blut befleckten Sacke zeigte es sich, dass der Stoff des Sackes an sich schon eine Complementablenkung erzeugte, sodass man bei mangelhafter Aufmerksamkeit sehr leicht einen verhängnisvollen Irrtum hätte begehen können. Die Methode kann neben meiner Reaction als Bestätigungs-Reaction versucht werden. In den meisten Fällen wird sie jedoch überflüssig sein, da meine Methode schon nach wenigen Minuten einwandsfreie Resultate liefert. Die Neisser-Sachs'sche erfordert einen Brütschrank, sie dauert 3 Stunden und ist sehr schwierig zu beurteilen, besonders wenn die Haemolyse nicht complet ist. Auch muss stets absolut frisches Complement und Hammelblut vorhanden sein. Mit Hilfe der Neisser-Sachs'schen Methode lässt sich auch mein Verfahren zur Unterscheidung verwandter Blutarten demonstrieren wie die Unterscheidung zwischen Hasen- und Kaninchenblut, Menschen- und Affenblut.

Auch die Verschiedenheit zwischen dem Blut- und Krystallinseiweiss lässt sich demonstrieren. Wenn das anzuwendende Antiserum keine sichtbare Precipitation erzeugt, so habe ich auch das Neisser-Sachs'sche Phaenomen vermisst.

Versuche Isopraecipitine zu erzeugen und mit Hilfe der Complementablenkung sichtbar zu machen, haben zu keinem positiven Resultat geführt. Auch haben sich Rassendifferenzen bisher nicht nachweisen lassen.

Signes de la virginité et de la défloration dans les rapports médico-légaux

Par M. Adriano X. Lopes Vieira, Coimbre (v. page 1)

SÉANCE DU 21 AVRIL

The Progress of Railway Surgery in America

Par M. Clark Bell, New York.

The modern railway, as an invention, may be dated at the construction of its first railroad in 1829; but it was at the close of the first third of the last century, 1832 and 1833, that the era of american railways began.

It superseded the packet boat on the canal, and the stage coach on the great arteries of travel in the United States of America.

It first connected the great cities.

Steam, as a motive power on the land by the railway and on the Ocean, the lake, the river, was the great factor in the growth and development of the new strenuous nation of the West.

The great rivers, the great lakes, were the natural highways and thoroughfares, by which the steamboat traversed the length, and the breadth of the land, with passengers and freight; in those stately steps and gigantic strides, by which all parts of the Continent East of the Rocky Mountains and the Alleganies, and other spurs; supplied the great valleys of the Mississippi, the Ohio and the great chain of the Lakes; and reached by the steamboat all sections of the nation; but it remained for the railway to complete that communication for both passengers and freight into all the corners of the Continent, to traverse the forests, the mountains, and with the iron horse to carry the wonderful work of man over the Rockies and from Sierras of the West, the Alleganies of the East, to open pathways for the pioneer, the explorer, the farmer, and the great people; that has opened up that great country in less than a century and the foremost nation in its resources and prospects for development that now is in reach of all the people of that «Great Republic» to which so many ambitious men of all nations and colors and creeds are now flocking by millions annually from nearly all lands under the sun.

The growth of the american railway reads like the story of Aladdin and the wonderful lamp.

In 1861 before the first third of the century was reached I drew the bill, as counsel for the Union Pacific Railway, to extend from the Missouri River, as its Eastern terminus, at three points: to the 100th Meridian and from thence over the Rocky Mountains, and the Sierras, to the golden state of California. Not a foot of it was then built. I drew it with a provision that the railway should pay no duty on the iron rails that then cost only $20. to $22.00 per ton duty and all.

The chairman of the Pacific Railway Committee in the American Congress, Hon. Thaddeus Stevens, from Pennsylvania, refused to report that bill, unless our company would agree to build it with american iron, which then cost $55.00 per ton; a good deal more than twice what english iron, without duty, would cost that road. Mr. Stevens told me he would never report the bill, without we yielded; and that he would report it, and any plan that could be devised, that would provide for the use of american iron in its construction; no matter what additional expense that involved; which he was willing the government should pay, or provide for. The following plan I submitted: He consented and accepted that we might mortgage the road, to secure an issue of first mortgage bonds of $16.000 per mile, on the level road; twice that sum on the more difficult portions; and $64.000 per mile on bridges and cuts.

That the government should give the road, bonds of the government, for the same amounts, on the completion of every 100 miles of the railway which should not take priority over the first mortgage bonds, for an equal amount.

That bill passed and the road was built under it.

The iron, every pound of it, was american iron. The state of Pennsylvania furnished it, nearly all, and the legislation and government aid was the stimulus, the occasion and the inception of the great Rolling Mills of that State, which were the basis foundation of that enormous development in the iron and steel industries, which by the discovery of Bessemer steel has excited the wonder and the admiration of the world; and has been at the very base and foundation of marvellous success. That sold a steel rail at less cost than an iron rail and has girded the american continent with railways.

In 1900 there were nearly 200.000 miles of completed railway in operation in the United States, which added to those of the dominion of Canada, and the republic of Mexico, then made the railways in operation on the continent of North America far exceeding all the railways of all other nations combined of the habitable globe in length.

On June 30, 1898, there were in the employ of the railways of the United States of America 874,588 persons, of whom 4,956 were general officers; 3,925 other officers and the remaining 865,677 were agents, clerks and other employees.

Railways have now become universal, not only as the means of travel but as a factor in commerce; in moving from the remote portions of the country to the seabord and to the great commercial cities of the american nation, they constitute the most important and the most reliable elements in our national growth and commercial system, on the North American Continent.

Such an enormous mileage of operating railways, carrying such an immense number of passengers, and transporting such a stupendous volume of the fruits of industry, of the field; the farm, and the workshops, of such a country has created and introduced as a necessary sequence of its operation and work an entirely new field of operative surgery.

We call it in America

Railway Surgery.

It is the treatment of an entirely new class of cases arising out of accidents on railways wholly unknown to surgeons before this development of railways.

There are designated oftentimes as Accident Cases.

They happen to only two classes of men:

1. The railway employees.

2. The passengers on the railways — the travelling public.

These accident cases develop and result usually in claims against the railway companies which are tried in the courts when not compromised in what are known Damage Cases.

The american railway is thus compelled in self defense and from necessity to defend itself against this class of claims. I have said of them:

To minimize the railway accidents, and the amount of damage to life and limb, is one of the highest economic problems in american railway management.

The great railway systems of the american continent, those who are most successful in answering this problem in its financial aspects, have met it in two ways:

1. By the appointment of a Chief Surgeon for the whole system or railway, if it be a single line, with a staff of local surgeons distributed at the most important and accessible points on the railway, subject to instant call by telegraph and telephone from the Chief Surgeon.

2. By the establishment of a Hospital System for the whole line under charge of a competent House Surgeon and assistants, with every modern appliance for surgical or medical relief; all under the direction and supervision of the Chief Surgeon, which completely equipped, is always ready for instant prompt relief to employee or passenger in case of accident.

Some of the better equipped railways have also Hospital Relief Cars, furnished with every appliance and necessary, which can reach the scene of an accident on a telegraphic summons of the shortest possible time.

Experience has demonstrated, that by comparing the result of those railway systems which have adopted this plan of a Chief Surgeon and local staff, and a Railway Hospital, upon a given line, with those who have not done so, that the saving to the railway in the amounts paid for damage claims is something enormous.

The reasons for these results may be briefly stated as follows:

a. As each railway should assume the care of the wounded among its own employees in case of an accident, it is plain that it could discharge this obligation better through its own hospital than otherwise.

b. It is found by experience that the injured passenger thus cared for by a railway corporation is better cared for, his injuries better understood, their nature and extent more clearly defined and accessible to both the injured and the railway official, and their adjustment usually arranged amicably and more justly to both parties.

c. It is also a shield and defense to the railway company in a large class of unmeritorious and exorbitant claims, frequently made against railways by unscrupulous claimants, aided and abetted usually by more unscrupulous accessories and still more unscrupulous medical men. In the past, very large verdicts, both in America and in Great Britain, have been obtained in cases of obscure and ill defined injuries claimed to have grown out of collisions of railway trains, affecting the nervous system, and notably a class of cases, most of whom are without merit, and which have received the name of "Railway Spine," where the injury is claimed to affect the spinal cord, but without lesion, or any visible or ascertainable mark of injury.

All American railways have not adopted the Hospital System and some have not adopted the Chief Surgeon and staff system, but it is only a question of time when every American railway will have its Chief Surgeon and local staff.

The injuries resulting from railway accidents are of a kind that may be classed as sui generis. If a man's arm or leg is crushed by a train it presents an injury unlike any other injury.

The whole category of railway injuries, due to shock in collisions, is new and not comparable to injuries from ordinary causes, and these have grown up as an adjunct and accessory to the duty of a railway surgeon.

Frequently the Chief Surgeon devotes all his time and attention to railway injuries, as do many of his local surgeons, at points where many accidents occur.

The necessity of interchange of views among surgeons engaged in this class of practice was doubtless the cause of organization among the Railway Surgeons of the United States.

Section of Medico-Legal Surgery of the Medico-Legal Society

The growing importance of railway surgery in medical jurisprudence was distinctly recognized by the Medico-Legal Society, on September 4, 1894, by the organization of a Section of Medico-Legal Surgery, embracing railway counsel and railway, military and naval surgeons, under a chairman and twenty vice-chairmen, selected ten from each profession from the various states of the American Union. This action was based upon recommendation made in an address entitled "Railway Surgery in Law and Medicine," made before the National Association of Railway Surgeons, at Omaha, Nebraska, June 7, 1893 (Vide *Med. Legal Jour.*, Vol. I, p. 47 (June, 1893); Ibid. Vol. XI, p. 200). Chief Surgeon Granville P. Conn, M. D., of Concord, New Hampshire, was its first chairman, and was succeeded by Chief Surgeon J. B. Murphy, M. D., of Chicago, Ill. He was succeeded by Chief Surgeon W. B. Outten, M. D., of the Mo. P. R. R. System. Clark Bell, Esq., was chairman of the Section 1899 and Chief Surgeon C. K. Cole, M. D., of Helena, Montana, was elected for the year 1900.

The chief merit and usefulness of this organization lay in its uniting in its labors railway lawyers of eminence and distinction, and the leading chief surgeons of the prominent American railways, so that both sides of all questions could be studied, as well from the legal as from the surgical and medical side.

The record of the labors of this body can be best considered and appreciated by its annual reports. The first annual report, of the year 1891, showed the history of the organization, and gave its officers and a list of members, embracing twenty-eight of the leading chief surgeons of American railways, and a large number of local surgeons, military and naval surgeons, and eminent railway counsel. An annual report of its labors has been submitted to the parent society, which has been published each year in the *Medico Legal Journal*, and the report for 1906 accompanies to this paper.

In the great army of railway surgeons that are engaged on all these great railway lines, many thousands of surgeons are employed.

International Associations of Railway Surgeons

The apparent necessity and value of mutual interchange of views among railway surgeons for mutual interchange of views and for combined efforts against fraudulent claims led to the organization of Societies of this class.

This led to the organization of the above body.

It at one time occupied a very great position in railway surgery.

It was founded in June, 1888. The idea of its founders was to open its doors to every railway surgeon in the United States and the Canada, and it soon grew into a very large body. At the meeting held at Galveston, Texas, May, 1894, the enrolled membership exceeded 1,700 names, and there were nearly 1,000 persons in attendance at the session. Some there thought that the body was too large and unwieldly, and that that period was perhaps the maximum of its growth. It has not increased since then.

The scope of the work of this society is very broad, covering the entire field of railway surgery, and it aims to interest and associate every railway surgeon. It has held annual meetings in May of each year. It has made large contributions to the literature of railway surgery, and has published a journal.

This body published a journal called the *Railway Surgeon* which published many of the articles read before the body and in its earlier history very ably edited.

International dissensions and the too large size led to the organization of another body called.

The American Academy of Railway Surgeons

which attained considerable prominence under the leadership of surgeon general R. Harvey Reed, of Rock Spring, Wyoming, Chief Surgeon of the Union Pacific Railway.

The surgeons of a great railway system frequently organized and form a Society by itself and of great States.

I submit a list of the names of some of the leading Societies of the class.

American Association of Railway Surgeons.
American Academy of Railway Surgeons.

Wabash Railway Surgical Association.
Florida State Associations of Railway Surgeons.
Santa Fe Railway Medical and Surgical Society.
Associations of Surgeons of Pennsylvania Company.
Air Line Railway Surgeons Association.
Western New York and Pennsylvania.
Surgeons of Cincinnati Northern Railroad.
New York State Association Railway Surgeons.
Baltimore and Ohio Association of Railway Surgeons.
Big Four Surgeons' Association.
Association of Erie Railroad Surgeons.
Iowa State Association Railway Surgeons.
C. M. and St. Paul Railway Surgical Association.
Texas Association Railway Surgeons.
Association of Central of Georgia Railway Surgeons.
Surgeons of Lehigh Valley Railroad.
Association of Plant System Railway Surgeons.
Association of the Surgeons of the Southern Railway Co.
Chicago & Alton Surgical Association.
International Association of Railway Surgeons.

The International Association of Railway Surgeons and the American Academy of Railway Surgeons have consolidated under the name of «American Association of Railway Surgeons».

The literature of such an army of workers is very large. Dr. George Chaffee is editor of the department of railway surgery of the *International Journal of Surgery* and was one of the founders and has been an officer of the New York State Association of Railway Surgeons and has been closely identified with and prominent in its work and as editor of that journal in this department.

He will contribute an interesting article on this subject to the Lisbon Congress.

It becomes one of the most interesting and important branches of surgery.

It is almost always distinct injuries occurring in railway commissions do not resemble even ordinary surgical cases.

They form a corps by themselves and the duties of a railway surgeon, both as a surgeon as a medical expert witness, and in his relation to the injured employee are all peculiar and unlike other branches of surgery.

In american practice in the field it occupies, in his relation to the company and to the party injured, both passenger and employee, the railway surgeon is in a relation peculiar to this especial duty, which has grown out of the development of the

railway and great mass of cases which arose out of a business
of such magnitude and importance.

Preventive legislation against tuberculosis

Par M. CLARK BELL, New York.

The management of the International Medical Congress of
Lisbon of April 1906 has challenged the attention of every student of the science of medical jurisprudence in the world of
scientific investigation by its endeavors to arouse and interest
the medical profession, in particular in the discussion of a list of
medico-legal problems of great public concern, and by calling on
contributors in the United States of North America through the
American Medical Committee and the american medical press to
discuss these carefully selected questions before this body.

I have looked through the list of eminent men who compose
the management of this splendid work that Portugal is making in
the great congress of the family of nations, and find among these
men who have won eminence and distinction as jurists and members of the Bar of your beautiful country, men who have inspi-
red the effort to arouse the ablest men of both professions of the
law and of medicine to unite on this occasion in considering the
most vital and important medico-legal questions of the hour.

It was this call from Portugal to the Medico-Legal Society of
New York which in its great national and even international relation to the governments of the Western Hemisphere, that aroused the fellows of that Society, which has for the past five years
been actively and strenuously engaged in that conflict with tuberculosis, which has been carried forward since 1900 under the
protection and with splendid aid and sympathy of the Great Republic of the Western World and in which nearly every government, colony and dependency in the Western Hemisphere has
been invited and urged by the government of the United States
of America to enlist and co-operate.

The splendid success which crowned the recent efforts of the
American International Congress on Tuberculosis in the fall of
1904 at St. Louis, are laid before you with this paper in its Bulletin of the labors of that Congress, which was organized by the
Medico-Legal Society in 1900, and with whom it has thus far sat
in joint session, and always upon the invitation of the Congress,

emboldens me to lay before your body the most urgent and the foremost question of the hour, or of the present century.

The great, the burning, the all powerful question in forensic medicine is preventive legislation against tuberculosis.

Many questions came before that Congress at St. Louis, but none so important, so momentous, so great in its consequences to the race as this one subject, purely medico-legal in all its aspects.

The form in which it was presented to the St. Louis Congress was as follows:

Preventive Legislation against Tuberculosis

1. Conceding that Tuberculosis is a communicable disease from one human being to another, without which no legislation could be sustained by the courts, the real burning issues that confront the Congress may thus be briefly stated:

a. How far can legislation be devised, that can arrest, avert, or even diminish, the terrible mortality of consumption, under which the human race now suffers.

b. How can this coming Congress devise means, that will educate the public mind, to a recognition of the imperative necessity of legislative action, and define its scope and field, and

c. How can public opinion best be created, informed and influenced.

1. To favor the passage of such legislation as is deemed likely to best accomplish the desired result, and

11. How can public opinion be best aroused, formed and enlightened, so that the public will favor the enforcement of such legislation when adopted.

This should be a practical, an influential and a successful movement of the professions of law, medicine and the students of scientific research in all professions to inquire of the exigencies and the duties of the hour in the presence and at the beginning of a conflict that is most appalling in its consequences, that mankind now has to meet with any known form of disease.

If it be conceded that tuberculosis is infectious or communicable from one person to another, there can be no graver problem presented to the race than that of how far intelligent and carefully devised legislation can be used for the protection of human life from that form of disease, which now numbers more victims than any other form suffered by mankind.

Whatever may be the result of the controversies of the pathologists and the bacteriologists, or whatever light may be thrown upon the questions by the students of these subjects, by the chemists, the scientists, or students in all the professions, or upon the problems of human and bovine tuberculosis, their relations to each other, their communicability; whether Koch, or Behring, or the other students now engaged in the laboratories of the world, on the disputed questions; all these problems and controversies sink into insignificance, when we are confronted by the fact conceded and asserted by all, that consumption is communicable, and that the intervention of the law becomes a public necessity for the protection of mankind from the ravages of this awful, this terrible disease.

It is not in any sense a medical question. It is more a legal question than a medical one. It demands the highest legal and legislative ability in its elucidation.

The statesman, the legislator, the scholar, besides the lawyer or physician, can find in its solution questions demanding his best endeavor, his highest talent. The legal profession has not given to these issues that attention their great importance demands.

«Inter armas silent leges» seems to have been a partial explanation of the apathy of the leaders of legal thought. They have not been conscious of the tremendous loss of human life, in the conflict with tuberculosis, that has gone on around them, even when it touched them and the dead have dropped at their very side unnoticed and almost unthought of into that remorseless river, strewn with its victims, from the hearth stones of every home and every family in the whole world.

The apathy of the Bar is amazing, it is inexcusable. The Bar should act and should be aroused to action.

It is easy to throw off responsibility and to place and to shift it on the medical profession. This responsibility should not rest on medical men.

Their professional duty is to treat the disease; to call public attention to its communicability; to arouse public sentiment, and to educate the public mind to action. This the medical profession has done and is doing and doing well. They cannot be asked to frame laws and secure their passage. They can give advice on the medical questions involved, their experience in the treatment can be utilized in preventive legislation, and the fault of public apathy cannot be justly laid at the door of the medical profession.

The campaign before the civilized world is, therefore, preeminently a campaign of education, not alone of the masses of the people, but of the professions of both law and medicine, in the two great issues, not only

1. To educate all, as to the necessity of suitable legislation to arrest and resist the spread and ravages of the disease; but

2. To educate and influence public opinion among all classes of the people, so as to secure the passage of wise legislation, through legislative bodies, quite outside of partisan political considerations; and to solidify and strengthen public opinion, as to compel and sustain the authorities in the enforcement of such laws when once enacted

That such powers should be limited to medical men only, and all others barred, is too absurd and untenable to even discuss.

The time has come for men of all professions to unite in this common effort, and the lawyer, the judge, the medical man, the chemist, the bacteriologist, and the student of the laboratory, whether medical men, or not, the reverend clergy and the intelligent laity, should make common effort in a common cause.

I was invited by the president of the State Medical Association of that great american state, Texas, which in the near future will be one of the foremost states of the American Union, in wealth, in population, usefulness and influence, state which has within its own borders all the resources for an empire, to speak on this subject in the fall of 1905. I quote some part of what I said as now applicable not only to Portugal, but to any civilized country on the globe.

Preventive Legislation in Forensic Medicine

There can be no question of the right of the government of a state acting through its constitutional powers, by legislative enactment, to adopt and pass such laws, rules and regulations as will insure to the welfare of its citizens in averting the spread of an infectious disease.

In every american state this power of the state, by suitable legislation, to protect its inhabitants from an invasion of an epidemic which threatens the health or the lives of its people, rests on as solid a foundation as would the power of the state to resist invasion by a public enemy threatening with an army of soldiers the lives and the property of the people of a state.

This was the great issue before the St. Louis Congress of 1904.

The action of the St. Louis Congress upon this subject resulted in the unanimous adoption of the following resolutions, which I had the honor to present to that body, see page 225 of the Bulletin of that Congress, which were unanimously adopted.

"Resolved, That as the sense of this Congress consumption is a communicable disease from one human being to another.

"Resolved, That it is within the power, and it is the duty of the government of every state, province or country to adopt such laws and regulations as will most effectually arrest the ravages and spread of this terrible disease.

"Resolved, That as the efficacy and usefulness of laws depend upon their prompt and vigorous enforcement, and as experience has demonstrated that laws can only be enforced that are in accord with sound public opinion, it is in the judgment of this Congress the bounden duty of every citizen to use his influence and his best endeavor to arouse and create a public sentiment in favor of the adoption of preventive legislation respecting this disease, and as well to support the authorities in the rigorous enforcement of such laws when they have them adopted.

If the considerations I have presented for your consideration of what the fellows of the Medico-Legal Society who founded the American Congress on Tuberculosis placed as upper most and fundamental in the conflict with that dread and scourge of the race *consumption*, shall fall on good ground and bring forth any fruit, our purpose will have been accomplished.

The record of this work reflected in the Bulletin of the labors of that body, which have been delayed until February 1906, will be a record of a great, a noble and a philanthropic and humane endeavor for the welfare of the human race.

To my colleagues in Portugal I wish on behalf of the Medico-Legal Society to express to you the great pleasure it has given the students of forensic medicine in my country to recognize the great space and place you have given to medical jurisprudence in the work of this body.

The science becomes a debtor to Portugal for this splendid object lesson she presents to, especially the medical profession of all lands.

It has been to the glory of Italy that she lighted the fires on the altar of medico-legal science at the outset.

It was Zachias, whose work is almost, and in many respects is a classic in Forensic Medicine; to France and Germany a little later; and to the Latin races especially; that we have seen their rulers foster encourage and aid financially and socially the sciences, and especially medical science, centuries before it had recognition even in England.

It is due to the american government now to say, that in her relation to science, the arts and the general uplifting of the race; she may not yet have come into your conception of a full grown nation; but that she is now and hereafter in the near future she will never fail, to be in the forefront, in the vanguard, in every work, that is for the general good and uplifting of the whole people, whose destiny has been placed in her charge.

A study on the treatment of social offenders from a scientific point of view

Par M. J. Mount Bleyer, New York City

Let us suppose that all babes are born with perfect normal organizations, that is, with sound physical constitutions, and such latent intellectual and moral powers, as will, when developed, place them on a level with the highest type of existent humanity

In such a case education, beginning in infancy and rationally and systematically pursued in the nursery, the schoolroom, the home, could perfectly well dispense with every form of punishment, and permit the very idea of punishment to become as completely a thing of the past as legal torture, at this moment, is a thing of the past.

The essence of punishment, as it existed in former ages, is vindictiveness; and a race that has outgrown the moral standard in which revenge is right and proper, and on the contrary regards revenge as thoroughly base and despicable, must logically put punishment out of court. Universal gentleness in the treatment of the vicious as well as the virtuous, the guilty equally with the innocent, is the only principle of action that accords with our modern philosophy of life and the vital moral sentiments of modern human nature. If punishment, therefore, is to be temporarily retained, it will cease to have any emotional connection with punishers, whether these be the friends of a murdered man, the pursuers in a case of libel, the schoolmaster with his rod, or the nurse placing an infant in the corner. The connection will be entirely between the punished and society in general. In the relations between these two alone have to be found the necessity and justification of punishment.

If we go down into the slums of a great city, we may be surrounded by children who freely strike out in self-protection, and in spontaneous aggressiveness; but it might prove difficult to decide whether nature or nurture, created the blow, or whether both these forces combined made up the antecedent cause. Such children from infancy breathe the very atmosphere of savage assault. No gentleness, but tyranny and force are the ruling conditions of their young life, and such nurture bears fruit in revenge, and other barbarous moods of mind. In the rich man's nursery may be found a babe who slaps the naughty chair that gave his a blow. And here again the impulse may proceed from nature or nurture; for an ignorant nurse will teach a child the foolish barbarous action. But, nevertheless, our civilization has produced a high mental type in embryo; and nature speaks strongly in thousands of children precisely as it did in that child, who, at five years old, asked the meaning of the expression, «hanging a murderer,» listened to the explanation with earnest attention and wonder, then said eagerly: «Will hanging this man make the other man live again?», and upon being informed that unhappily it would not, exclaimed with a strong feeling of commiseration: «Then why kill him? for when he is dead we can never make him good again» (¹). The normal 20th century intelligence requires proof that punishment protects society from evildoers, or reforms the criminal.

Now, the real fundamental thorough-going factors in the work of protecting society and reforming criminals are NURTURE and NATURE; but unhappily, as yet these two have not combined for the production of a perfected humanity. Nurture, in the mass of the lower classes and a large proportion of the upper, distinctly fosters evil propensities; and nature, in her uniform action, which we term the organic laws of heredity, brings children into the world who are simply the counterparts of their mentally and morally defective, in other words, vicious parents. There are, year by year, born in our midst unhappy babes predestined to a life of crime. The class is not a large one, as compared with our population, but it exists; and these babes, if they live, will develope into thieves, or murderers, or criminals of some sort, as surely as the male infant will become a man and the female babe a woman. What would a perfect nurture if we possessed it accomplish for these babes? Nothing effective. The power of nurture is limited. It can direct the forces of nature, but it cannot alter the intrinsic quality of the raw material what nature provides. If the raw material is the criminal type of brain, the culture which aims at protection will fail utterly to reform it into the type of virtuous man. Then there are recorded instances where environment has had good influence over such beings.

But though nurture should fail, may not punishment accomplish this miracle of reform? We have evidence of prison governors and prison inspectors, men of observation, reflection, and earnestness, to the contrary. Mr. Chesterton, governor for twenty-five years of the Cold Bath Fields House of Correction, writes: «I have been forced into the conviction that there is little hopeful expectation of the rescue of habitual thieves, and systematic evil-doers. My twenty-five years of observation have not encouraged me to rely with assurances of their corrigibility» (²). Mr. Frederick Hill, late inspector of prisons, writes: «Nothing has been more clearly shown in the course of my inquiries, than that

(¹) Hill, on «Crime» p. 173.
(²) Revelation of Prison Life, by G. L. Chesterton, p. 109.

crime is, to a considerable extent, hereditary; crime appearing, in this respect, greatly to resemble pauperism, which, according to the evidence collected by the Poor Law Commissioners, often proceeds from father to son in a long line of succession (¹). Mr. J. B. Thompson, President Surgeon of the Perth Prison, writes: «The great corollary from the whole study (of prison life) is that crime is intractable in the highest degree. The facts press strongly on my mind the conviction that crime in general is a moral disease of a chronic and congenital nature, intractable in the extreme, because transmitted from generation to generation». Mr. George Combe in his *Moral Philosophy*, speaking of prison discipline in the United States, writes: «I have put the question solemnly to the keepers of prisons, whether they believed in the possibility of reforming all offenders; and found those whose minds were most humane and penetrating. I have received the answer that they did not, and that experience had convinced them that some criminals are incorrigible by any human means hitherto discovered. These incorrigibles, when pointed out to me, were always found to have defective organizations. They are morally idiotic; and justice, as well as humanity, dictates that they should be treated as moral patients. They labor under great natural mental defects; ... to punish them for actions proceeding from these natural defects is no more just, or beneficial to society, than it would be to punish men for having crooked spines or club feet» (²). I could refer to many other authorities on this point were it necessary and did my space here permit.

Now, when a rational society accepts these facts, and regards the class of born criminals as moral idiots, it will not only cease to punish from anger or revenge, but it will cease also to attempt impossible reform; and in reference to crime, simple self-protection, present and future, will form the basis of its corrective action. The change which has already occurred in the treatment of the insane (our mental idiots) pretty well represents the change which is certain to occur in our treatment of the criminal class — *and moral idiots*.

Not many years have gone by when we maltreated lunatics. We bound them hand and foot, we punished them for their congenital defects, we shunned and hated them; and because they

(1) [illegible]
(2) «Moral Philosophy», George Combe, p. [illegible].
(3) [illegible]

were victims of pitiful disease, we made them also victims of unnecessary and cruel sufferings. At the present moment lunatics are not enemies and not even disturbers of the public peace. They are simply patients to be tended with kindness and regarded with compassion. It is true that we err in our method of treatment. We build asylums, and gather them together in unwieldy groups, depriving many who are perfectly harmless of a liberty which they would not abuse. But our principle is right, although our practice is defective. We profess publicly and privately now to secure for curable lunatics the best medical treatment, and for the incurable the greatest personal comfort possible (1). We shall learn in time to regard in a similar manner our *moral idiots*. Hatred of them and fear of them will die out. Punishment will seem to be absurd. Prisons will become asylums, in which restorative treatment for the curable, and the greatest comfort possible for the incurable, will be provided.

The modern scientific treatment of the insane is grounded, Dr. Maudsley tells us, on the principle of removing the various conditions which appear to have acted as causes of the disease. Let us see if this principle is applied also in our modern treatment of curable criminals. By curable criminals I mean that large class of individuals who (without congenital or structural defect) commit petty thefts and other misdemeanors in consequence of bad training and ignorance, drunkenness and other excesses, poverty and destitution. Drunkenness and disorder are not permitted there, whilst the necessaries of life, and a small measure of training and discipline, are supplied. Nevertheless, the method pursued are wholly and radically unscientific. Wardens are chosen without regard to their personal fitness for the office. There is very little discriminating treatment of prisoners. Convicts are mingled together without reference to character or age; official inspection is practically useless, and government reports are unreliable. Mr. Francis Peck alleges that english and american prisons are engaged in the manufacture of hardened villains out of reclaimable criminals! (2). In short, the facts brought forward from various quarters distinctly prove that at the present time our prisons neither deter from crime, nor reform criminals. This very fact exists in the United States to the same measure.

---

(1) I refer my reader to the last chapter of Dr. Maudsley's work on «The Physiology and Pathology of the Mind».

(2) Official Optimism, Contemporary Review, July 1884.

Apart, however, from prison defects, our criminal system is at fault. Mr. Hill, late Inspector of Prisons, tells us: «The average period of imprisonment in England is about fifty days, and in Scotland about forty days. Here in the United States the average is different. The utter inefficiency of such periods to produce a permanent good effect on the character of those imprisoned must be apparent to every one» [1]. The hatred and anger roused in the bosom of his more fortunate fellow-creatures by a criminal varies according to the magnitude of his crime; and as our laws have come to us from a semi-barbarous race, whose impulse was to act from revenge and retaliation, the leading principle of the criminal law is to award punishment for different offences in supposed *proportion* to their *magnitude*. Now, the carrying out of this principle is incompatible with the civilized view — that the amendment of the criminal is the primary object of the punishment. It is clearly impossible for a judge to foresee the length of period required for the cure of each criminal's moral disease; and in effect we apply our remedies quite irrespective of any rational diagnosis of the disease. Hence there results — that in Scotland, in one year no fewer than «six hundred and ninety prisoners were committed to prison who had been in confinement at least ten times before. Of these three hundred and ninety-three had been in prison at least twenty times before, and twenty-three at least fifty times» [2]. Our records in America can no doubt show its equal, and other countries have their own statistics which would stand close resemblance.

These figures show clearly how unscientific is the system. We do not remove the conditions that act as causes of crime. We punish, and yet let loose again offenders no better prepared than before to withstand the temptations of a life of social liberty. It is true that, during the last sixty years, many important reforms have carried out in almost all foremost civilized countries. Cruelties and oppression are no longer practiced as in former ages. Cleanliness and sanitary conditions are carefully secured; and as regards juvenile offenders the establishment of reformatories was a stride of progress in the right direction. New York State heads these reforms. But notwithstanding all these improvements, there is at this moment an immense expenditure of public funds and

[1] Hill, *On Crime*, p. 64.
[2] Ibid., p. 58.

of conscientious effort on the part of prison managers, officers, and
chaplains, utterly futile because the *system is wrong* — the criminal
laws of all countries is based upon a wrong principle. «No one»,
says Mr. Hill, «thinks of sending a madman to a lunatic asylum
for a certain number of days, weeks or months. We content ourselves with carefully ascertaining that he is unfit to be at large,
and that those in whose hands we are about to place him act
under due inspection, and have the knowledge and skill which afford the best hope for his cure; that they will be kind to him,
and inflict no more pain than is necessary for his secure custody
and the removal of his malady; and we leave it for *them* to determine *when* he can safely be liberated» (¹).

On these two lines must run our action towards criminals as
well as towards the insane. If a man is unfit morally to be at large,
we must narrow the conditions of his life, but make that life as
natural easy and enjoyable within the restraints, as is compatible with his steady growth in industrious habits, pure sentiments,
and kindly feelings; and we must on no account restore him to
liberty, until there is conviction in the minds of those who watch
his daily conduct that he will no longer abuse that liberty. Otherwise we stultify our own efforts for reform, and sin against our
poor moral patient.

And here I must call the attention to the subject of restraints
in general. When I express privately my belief, that individual
character results from inherited nature and surrounding conditions — that therefore it is irrational to blame severely and punish sharply a naughty child, or a turbulent criminal — I am often
met with the grave assurance that anger is righteous, and that we
shall inevitably bring suffering on the innocent, if we refuse to
whip the disobedient child, to punish with severity the hardened
criminal, and to hang the murderer. Now, what I advocate is not
laissez-faire. It is the systemic, rational treatment of evil-doers
from the troublesome infant, and the juvenil pickpocket, to the
burglar, the fraudulent bankrupt, the felon, the traitor, the murderer, and the born-criminal class. It is, in short, the science of
necessary and beneficial restraints, which must be applied in the
nursery, the schoolroom, the prison, with universal gentleness,
and for the threefold purpose of first directing and improving in-

____

(¹) Hill, «On Crime», p. 131.

perfect character; and third, protecting society from the corrupt
infusion of morally insane character.

In the nursery the scientific forming of character requires the
utmost skill. The task clearly belongs to the educated female adults
of each generation; and that cultured mothers should shunt this
duty and surround their children with an inferior class of persons,
incapable of training scientifically, is a shameful error in a scientific age. There are thousands of mothers of this generation, who
may well feel reproved by the action of that nine-year old child of
the last generation, who threw herself on her knees many times
in a day to thank God that he permitted her to see the growth of
a human being from the beginning (1). Wilful disobedience, obsti-
nate persistence in wrong-doing, or any other naughtiness, should
never be overlooked, even in a babe of only one year old. And
yet it is of the utmost importance that no child should at any time be startled or exposed to a nerve shock, by being addressed
in an angry tone, or by receiving a hasty blow. How then, ought
we to act? In the nursery stands, we shall suppose, a baby prison
house. It is a goodly sized circular basket, weighted so that it cannot be overturned, and softly lined and cushioned. Baby creeps
to the fire. He is gently removed. He creeps there again and again.
Nurse lifts him quietly and calmly; places him in the basket, and
gives him toys. Here he remains, until the impulse to disobey has
worn itself out; the attraction of the fire has been forgotten. The
child of two flings his ball in baby's face, and though conscious
of the wrong-doing persists in the amusement. He is firmly placed within the basket, where he lies down to kick and scream till
he is tired, or contrite. When these children pass out of the nursery, their nerves are healthy and strong. They know no craven
fear, for gentle kindness has formed the moral atmosphere they
have breathed. They are trained to docility and prompt obedience,
and understand perfectly the simple principle, that, if they abuse
liberty, their liberty will be abridged; and they are sensitive in a
high degree to affection, for love has surrounded them and from
the very dawn of consciousness formed the one stimulus to painful effort, and to successful effort the natural and abundant reward. I have trained many animals after similar fashion and they
have taken the hint in the same manner as the human being.
Trainers of animals have taught us many of their tricks in the

(1) «Household Education», by Harriet Martineau, p. 52.

subdoing of wrong-doing of animals. This method above given is one of the many devises that can be employed in the training of correct action of the early years of the babe's life.

In the schoolroom the teacher's labors are not burdensome, since the children have already received in the nursery a systematic carefully considered training. They obey readily, and meet their teacher with confidence and respect. He interests them in every lesson, and never overstrains their mental powers. His checks and restraints are principally emotional. If playfulness intrudes, and the serious work of the class is impeded by some little urchin's fun, the master checks it without scolding. By the use of Mr. Braig E. T. Craig's register [1], he shows that child has opinion of his conduct, and withdraws all signs of personal favor and approval, till the culprit proves by earnest endeavor that he is correcting the fault. The education given is not mechanical and not indispensable allied with books. It aims first at imparting a knowledge of the most useful facts and principles of life; second at perfecting character; third, at giving more or less of æsthetic culture. The study of human nature and of right conduct in social life is a part of the daily course; and the children became perfectly true critics of character to the extent of their childish capacity. They know which feeling in themselves and others are civilized and which are barbarous, and, therefore, to be restrained and checked. When they have done wrong, the teacher assumes that it arises from ignorance of what is right, or from weakness of self-control; and every encouragement is bestowed to strengthen the powers of self-control.

At the age of sixteen and seventeen the intellect and moral powers of the average human being are sufficiently developed to control the propensities; therefore, adults resign authority and to the young people themselves, not singly, but in their corporate capacity, is entrusted and regulation of conduct and

---

[1] Mr. E. T. Craig, formerly director Byron's Agricultural School at Ealing Grove, England, invented an instrument by which to register good and bad conduct; and in the use of it he was able to set aside prizes, place taking, and every kind of reward and punishment. This instrument was described by the inventor to a large and individual audience at a meeting held in Edinburgh, and reported in the Scotsman, where I found this notice. Mr. Craig showed the method of working the instrument; exhibited diagrams of the method of registering the conduct; and related interesting cases illustrative of the moral effects of the use of this Characterograph. In the Co-operative news for April 28, 1883, the subject is thus referred to: «The moral results from this instrument must be very great, for it appears to supersede all rewards and punishments. It also renders it unnecessary for the master to express anger or irritation of feelings.

discipline of turbulent within their circle. They associate in proper form for this purpose. They elect conduct committees, from amongst their members, invariably choosing those of high moral type. These committees deal with each case of disobedience to rules, insubordination, infringement of the rights of others, and so on, as it arises; and thus youthful public opinion is enlisted and exercised in defence of the virtuous, peace-loving members of society, and in protection of the whole community. This method secures the happiest results — for antagonism between old and young entirely disappears; and at one and twenty the youthful generation has already acquired useful knowledge of important and practical principles in the science of sociology.

When this system of training is universal, and the children of every social class have partaken of its benefits, *then*, but not till then, will criminals stand out convicted of *moral insanity*. A perfect *nurture* has failed to make them worthy social units; therefore *nature* must have rendered them incapable of social life. Their organism is defective. Either the intellectual and moral powers are intrinsically inferior, or the lower propensities strong, and the illbalanced human being is unfitted for civilization i. e. an associated life, the essential condition of which is that intellectual and moral forces should everywhere dominate, and restrain the animal or lower propensities.

How, then, is society to treat this morally deformed class? Scientific restraints it *must* impose for its own protection. Will these be the scourge, or forty or fifty days or more days imprisonment; the dungeon, the treadmill, the hangman's halter? Clearly they will not. The treatment must be of an entirely different nature; and the enlightened action of an advanced society must become analogous to the ignorant action of an earnest Church in the Middle Ages, with precisely opposite or contrary results. Let me here explain by quoting from Mr. Francis Galton: «The long period of the Dark Ages under which Europe has lain is due, I believe, in a very considerable degree, to the celibacy enjoined by religious orders on their votaries. Whenever a man or a woman was possessed of a gentle nature that fitted him or her to deeds of charity, to meditation, to literature, or to art, the social condition of the time was such that they had no refuge elsewhere than in the bosom of the Church. But the Church chose to preach and exact celibacy. The consequence was that these gentle natures had no continuance, and thus by a policy so singular, unwise and suicidal that I am hardly able to speak of it without impatience, the Church brutalized the breed of our forefathers. She acted precisely as if she had aimed at selecting the rudest portion of the Community to be alone the parents of future generations. She practiced the arts which breeders would use who aimed at creating ferocious, currish and stupid natures. No wonder that club law prevailed for centuries over Europe; the wonder rather is that enough good remained in the veins of Europeans to enable their race to its present very moderate level of natural morality (1). The policy of the Church in the Middle Ages will be pursued by society in the 20th century; but in the reversed mode. It will gather poor criminals into its bosom and secure for them a safe and happy refuge; exacting, however, celibacy. The racial *blood shall not* be poisoned by moral disease. The guardians of social life in the present dare not be careless of the happiness of coming generations, therefore the criminal is forcibly restrained from perpetuating his vicious breed. Now mark the result. Not the gentle natures (as in the case of the Church) but the criminal natures will have no continuance. The type will disappear; whilst evenly balanced natures, the gentle, the noble, the intellectual, will become parents of future generations; and the purified blood and unmixed good in the veins will enable the race to rise *far above* its present moderate level of natural morality.

To promote the contentment of congenital criminals within their prison home, where they are detained for life, an alternative to celibacy might be offered, viz. a surgical operation (castration) (2) rendering the male sex incapable of reproduction. Were this course *voluntarily* chosen, sterile males might then be permitted to society of females without danger to posterity, and since fuller social life tends to make all human beings happier, these convicts would become more manageable and coercive — restraint would cease to be indispensable. Although, as I have already stated, cruelty is no longer rampant in our british and american prisons, the «desperate gang» as they are called are commonly thought not universally, treated with stringent, hard repression, and often subjected to bullying. A member of the well known

---

(1) «Hereditary Genius», F. Galton, p. 356.

(2) The surgical treatment indicated is not the operation ordinarily performed upon some domestic animals; this, applied to human beings, would be morally and physically injurious. *British Medical Journal* for May 2d, 1874, p. 566.

Howard Association, who has devoted much time to prison visitation, says, in reference to this point: «A man of brutal instincts may do well even under bullying.» This proposition I feel convinced is false, and I think we ought to condemn the mode of treatment that called it forth; whilst I heartily concur with the further statement by this prison visitor: «But a man of nervous temperament, who has been in a respectable position socially, cannot put up quietly with the coarse despotism of an average warder, and so he finally becomes mentally deranged, a mere lunatic, ready to fly at those who control him. Penal servitude is not meant to *manufacture violence*, as I am afraid it sometimes does more than we think» (*).

Rough handling and brutal words are wholly inadmissible whether directed to first offenders or to the desperate gang. The principle of abstract justice condemns them; and they are simply suicidal in view of society's proper aim — the reformation of criminals. The folly of this false policy has in all civilized countries been recognized by a few enlightened prison governors, and success has invariably attended their attempts to institute a discipline of decreased restraints, and increased self-dependence. I am going to give an illustrative instance where the right man in his correct position does things, with results. Mr. Obermair, when he undertook the governorship of the Munich State Prison in Europe, «he found from 600 to 700 prisoners in the jail in the worst state of insubordination, and whose excesses he was told defied the hardest or most stringent discipline. The prisoners were chained together. The guard consisted of about one hundred soldiers, who did duty not only at the gates and round the walls, but also in the passages, and even in the workshops and dormitories; and strangest of all protections against the possibility of an outbreak, 20 to 30 large savage dogs of the bloodhound breed were let loose at night and in the passages and courts to keep their watch and ward. The place was a perfect Pandemonium, comprising within the limits of a few acres the worst prisons, the most and slavish vices, and the most heartless tyranny». Mr. Obermair gradually relaxed this harsh system. The dogs and nearly all the guards were dispensed with; and prisoners were treated with such consideration as to gain their confidence. Some

<hr>

(*) Official Opinions, Francis Peek, Contemporary Review, July 1881.

years after the new system was put in vogue, the entire picture
was changed: The prison gates were wide open, without any sen-
tinel at the door, and a guard of only 20 men idling away their
time in a guard room off the entrance hall ... None of the doors
were provided with bolts and bars; the only security was an ordinary lock, and as in most rooms the key was not turned, there
was no obstacle to the men walking into the passage. Over each
workshop some of the prisoners with the best characters were
appointed overseers, and Mr. Obermair said that if a prisoner
transgressed a regulation his companions generally told him «Es
ist verboten» (it is forbidden); and it rarely happened that he
did not yield to the opinion of his fellow prisoners ... Within the
prison walls every description of work is carried on; ... each prisoner by occupation and industry maintains himself; the surplus of
his earnings being given him on his emancipation, avoids his
being parted with in a state of destitution» (¹).

Since poverty and destitution, physical disease and inherited
alcoholism, ignorance and the degraded nature that tends to
crush the humanities and develop the brutal propensities of man,
are all causes of crime, it follows that the scientific treatment of
crime must embrace the thorough eradication of these various
causes; and the only available comprehensive and effective
(although slow) methods to adopt have been pointed out here.
Within reformatories and prisons, the scientific training essential
in the forming and reforming of character (and which, at present,
in the homes and schools of our lower classes is nowhere to be
found) may be partially supplied; and the class of criminals who
have no defective mental and moral structure will recover self-
respect, imbibe virtuous desires, and attain to habits of industry
and self-reliance. To these liberty must ultimately be accorded;
but the State will not neglect its duty of affording aid in establishing a life of self-support, and effective guardianship against
the many dangers that beset a criminal at the critical period of
liberation.

And now one word regarding the expense of prison discipline, prison training, prison industries and the economic theory,
that the cost of the criminal should be reimbursed to the State
by the criminal himself — a principle which results in the adoption of the iniquitous practice of leasing convicts. This system is

---

(¹) This account is extracted from Mr. Herbert Spencer's «Essay on Prison Ethics» pursued to an enormous extent in the southern states of America and elsewhere, and I entreat my readers to refer to the *Century Magazine* for February 1884, and read there an article upon the subject, which clearly and forcibly sets forth the inhuman cruelties, the grave injustice, the indefeasible errors, that naturally flow from this altogether mistaken method of dealing with criminal life. The theory of self-support in prisons is unscientific. Economy is, of course, desirable, but the prison holds an important place in the investments of public money for the improvement of public moral and the securing of public safety; and to sacrifice these aims to any mere money consideration is both grossly immoral and foolishly impolitic.

From five of the largest prisons in the United States with an aggregate population of 5300 convicts, there escaped during 12 months only one prisoner. In all the State prisons of the Country, not kept according to the lease system, with a population of 18,400, there escaped in one year only 63—whilst in Tennessee alone under the lease system no fewer than 49 convicts out of a population of 630 escaped in one year. In Texas, by the official report for 1881 and 1882, there occurred under the lease system 397 escapes, and but 74 recaptured. In the previous years of 1879 and 1880, 366 convicts had escaped and of these 123 were recaptured. These were some of the reports I wanted to show figures with, that I happened to look up in order to show figures in connection with my subject. «Now, in the interest of the Texas taxpayers, says Mr. Cable, from whom the lease system is supposed to lift an intolerable burden, as well as for Society at large, it would be well to know what were the favorite crimes of the 366 escaped felons (since unreformed criminals generally repeat the same crimes again and again), what moral and material mischief 123 of them did before they were recaptured, and what the record will be of the 243 remaining at large, when the terms they should have served have expired. These facts are not given; we get only as it were a faint whiff of the mischief in the item of $8,900, expended in apprehending 100 of them [1]. Mr. Cable clearly proves his statement, that it is a fatal and inhuman policy to act upon the theory that the Community should not be put to any expense for the reduction of crime and the

---

[1] The Convict Lease System in the South. *Century Magazine* for Feb. 1884, p. 60a. There are many other reports that could be cited, but these are enough to illustrate the facts. — Author.

reformation of criminals. The principles of justice require that the expenditure of public funds should be wisely regulated and conscientiously administered; but an enlightened society will as little grudge the expense of a scientific and pathological treatment of its poor *moral patients*, as our humane society of the present day grudge the best medical treatment for its *physical* and *mental pauper patients*.

Expenses in the building and outside adorning of prisons, however, may well, I think, be curtailed. I heartily concur with Mr. Hill when he thus writes: «A gaol with a stately and imposing exterior has a mischievous tendency to give importance to criminals and dignity to crime, which the poor, but honest, man is likely to regard as a kind of injustice towards himself. I cannot therefore but hope that the fashion which led to the erection of such gaols in fine architecture will soon pass away of which so many samples exist, and that we shall rid ourselves of that strange kind of vanity which causes us to make a parade of moral deformity» [1]. There is no injustice and no impropriety in the productive employment of prisoners. Lunatic patients of the public are partially self-supporting, and that the public should maintain in idleness its moral patients is wholly unnecessary; but the labour exacted be strictly proportional to the individual capacity, for observe, whilst its indirect result is economical, its direct aim and purpose is medical and educational. It is intended primarily to promote the physical health, the mental comfort, and the moral improvement of the patient.

Educating ignorant criminals, reforming corrigible criminals, and restraining from crime incurable criminals, are duties of the State to be stringently, faithfully and gently discharged, until the glorious period is reached when Science, having been for generations persistently applied to all the various causes of crime, and having removed these causes — by restraint of the too rapid increase of population, by careful attention to the laws of heredity, by the scientific training of each individual member of the Community, and by well ordered domestic and social life — the criminal nature will become extinct, and crime itself be simply historical — a thing to be studied with interest as an extirpated social disease.

---

[1] Hill on «Crime» p. 240. This applies equally to our magnificent insane asylums. Why should we make a parade of mental deformity?

Visites

Dans l'après-midi, les membres de la section ont visité la Morgue de Lisbonne.

SÉANCE DU 25 AVRIL

De la responsabilité morale et criminelle des sourds-muets
au point de vue de la législation

Par M. Edoardo Giampietro, Florence.

Les articles du Code criminel moderne, sous le rapport des sourds-muets, admettent dans tous les cas une certaine restriction dans le droit primitif et ensuite, comme élément de proportion de la peine, ils prennent en considération l'âge et le discernement du délinquant. On garde, du reste, un silence complet sur la question qui découle directement de cette preuve, à savoir: Quel est le fondement sur lequel le juge doit s'appuyer pour admettre ou refuser le discernement chez les sourds-muets délinquants? C'est là la question.

Supposons qu'un sourd-muet accusé d'homicide ne parle pas et ait été renvoyé de l'école parce qu'il n'a pu apprendre à parler, quel serait, en ce cas, le jugement du juge? S'il veut s'appuyer sur l'opinion des instituteurs, il doit juger irresponsable cet accusé-là, parce qu'il ne parle pas, et il est acquitté comme idiot. Et cependant il n'est pas inadmissible que le délinquant ait pu perpétrer son crime en parfaite connaissance de sa responsabilité morale. Les sourds-muets sont capables de simulation.

Je me souviens des observations assez curieuses que j'ai eu l'occasion de faire sur les sourds-muets de l'Institution royale de Naples, lors de ma direction clinique. Comme il est dans la nature de leur caractère d'être indifférents au mal, mais soupçonneux et craignant seulement la douleur physique, ils savaient bien, en entrant dans ma clinique, que deux conditions s'opposaient à leur admission, à savoir: la surdité totale et l'idiotisme. Eh bien, malgré mes observations bien attentives et ma longue expérience exercée au milieu de ces êtres malheureux, après un ou deux mois d'observations, je redoutais souvent profondément d'avoir affaire à des idiots et j'étais sur le point de les renvoyer à leur foyer, lorsque, par une circonstance ou l'autre, constatée grâce à une surveillance soutenue, je venais à découvrir leur malice. Cela arrivait parfois, pendant le cours du traitement, toujours difficile à cause de la résistance tenace de ces êtres, car ils ne demandent pas mieux que d'être abandonnés à leur condition disgraciée ce qui les exempte du service militaire et des autres devoirs de citoyens, alors que l'on avait obtenu une sensible amélioration de leur ouïe. Cette amélioration était telle qu'ils avaient avancé de plusieurs décimètres dans le rayon de perception de mon acoumètre, et qu'ils pouvaient percevoir la parole à trois mètres de distance, sans le concours de la vue, et écrire sur l'ardoise, sous la dictée de leur maître; puis tout à coup ils simulaient la surdité totale et se montraient insensibles aux bruits les plus violents. Ils persistaient dans leur simulation pendant quelques mois.

En présence de cette condition morale, commune aux sourds-muets, si l'on admet l'opinion propagée dans les écoles, que tout sourd-muet qui ne parle pas est idiot, pouvez-vous, messieurs, calculer les désastreuses conséquences qui en résulteraient au plus grand danger de la justice et de la société civile?

On a vu fondre dans nos codes, dans nos législations, tous les préjugés des siècles reculés.

L'erreur la plus déplorable est celle qui admet comme fondement du jugement du magistrat, instruisant une affaire criminelle de sourds-muets, la présomption de discernement fondée sur l'exercice de la parole prononcée ou écrite. Nous, messieurs, à l'appui des doctrines modernes, nous ne pouvons admettre ce cas que comme une condition relative.

Qu'on me permette donc de jeter un coup d'œil rapide sur cette question fondamentale.

Au point de vue de la psychologie, le langage articulé est sans doute dans les races humaines le représentant authentique de la pensée. Néanmoins, ce moyen de rapport peut subir des modifications notables dans ses formes extérieures, sans pour cela engendrer un défaut substantiel dans le mouvement du processus cérébral.

En effet, les études cliniques, très avancées aujourd'hui sur les différentes formes d'aphasie, nous apprennent qu'on peut observer une lésion d'un centre idéomoteur, de nature destructive ou paralytique, qui détermine le mutisme total, définitif ou temporaire, avec intégrité des autres centres d'idéation. On peut avoir l'agraphie ou l'alexie ou l'amimie ou l'aphasie, une lésion étant indépendante de l'autre. On peut aussi observer des lésions dans les lignes commissurales entre un centre et l'autre, et encore il peut arriver que les différents centres qui servent à l'exercice du langage articulé et idéosymbolique soient tous inactifs; en ce cas la déformation qui en résulte est irréparable, c'est une profonde dépression des facultés intellectuelles.

Sous le rapport de l'imputabilité criminelle, il n'est pas sans importance de considérer l'origine et la date de l'imperfection, parce que plus l'imperfection s'approche de l'époque de la naissance et plus augmente chez l'individu l'incapacité morale et diminue par conséquent sa responsabilité vis-à-vis de la loi.

Parmi les différentes formes de surdi-mutité, la plus remarquable est celle qui dépend de la lésion des lignes de communication entre les centres auditifs et les centres corticaux de la parole. Les sourds-muets affectés dès la naissance de cette maladie entendent parfaitement et comprennent les mots, mais ils ne peuvent pas les répéter.

Dans la lésion du centre phonique, les sourds-muets entendent les mots comme son, mais ne peuvent pas saisir la forme idéosymbolique de la parole.

Les différentes lésions qui peuvent frapper d'une forme permanente ou transitoire certains segments de l'écorce cérébrale donnent lieu à différentes formes d'aphasie et de surdi-mutité.

Relativement à la localisation des lésions aphasiques, l'expérience clinique a démontré que la troisième circonvolution frontale supérieure est le siège des troubles de la sphère motrice, et que la première circonvolution temporale supérieure est le siège de l'aphasie amnésique, tandis que l'on peut regarder les parties médullaires contiguës à l'insula de Reil, comme les différents centres corticaux de la parole articulée et la circonvolution frontale inférieure et la temporale supérieure.

Je n'ai pas d'expérience personnelle sur l'association de l'hémisphère cérébral droit dans la fonction de la parole chez les *gauchers*, mais il semble bien démontré que la prépondérance de l'hémisphère cérébral gauche dans le mouvement fonctionnel de la parole dépend de l'exercice habituel de la main droite et de la prédisposition héréditaire.

Les lésions susmentionnées semblent être plutôt en relation avec la forme de distribution du réseau vasculaire qu'avec l'altération primitive des fibres et de la substance cérébrale. Et en effet, l'embolie de l'artère sylvienne et d'autres troubles de circulation sont les causes les plus communes de l'aphasie et de la surdi-mutité.

Toutes ces considérations peuvent avoir quelque valeur, lorsque l'on veut les mettre en rapport avec les questions qui forment l'objet de notre rapide examen, parce que nous voyons dans la forme de la distribution des fibres nerveuses et de l'arbre vasculaire du cerveau le champ matériel et réel de tous les phénomènes de l'esprit.

La nature et le siège des différentes lésions de l'écorce cérébrale nous donnent l'explication des formes différentes des troubles des facultés de l'esprit, et prouvent, sans doute, que l'exercice de la fonction du langage articulé est intimement lié avec la fonction de l'ouïe, puisque la parole, considérée physiquement dans ses éléments, comprend des quantités sonores, comme fondement naturel de développement chez les races humaines les plus avancées. En conséquence on pourrait considérer le sourd-muet comme un être dangereux ou régressif par ce fait même lorsqu'il est dès sa naissance privé des fonctions de l'ouïe et de la parole; c'est un homme primitif, il ne nous comprend pas et il nous est difficile de le comprendre; mais on ne peut pas lui refuser la lumière de l'intelligence et ce qui brûle au fond de son âme; on ne peut pas lui refuser la responsabilité qu'il sent pour toute violation des lois de nature contre les personnes, car il n'est pas un idiot; il possède d'autres moyens pour développer son intelligence, et entrer en possession de nos idées et de nos mœurs.

Pour bien déterminer le discernement et la condition de son état intellectuel, il ne suffit pas d'examiner, comme on le fait communément, les moyens qu'il possède pour manifester ses idées et les mettre en rapport avec nos connaissances. On peut bien considérer que dans son cerveau se trouve gravé par une action lente tout le patrimoine de nos sentiments, de nos idées, de nos habitudes. Il arrive dans notre société avec ce trésor intellectuel commun. Quoique privé d'un organe de communication, cette privation n'est presque jamais totale; j'ai pu m'en former la conviction. Le sourd-muet est capable d'attention, de réflexion, de jugement. De même, presqu'isolé au milieu de notre monde, il est forcé de concentrer ses facultés, de perfectionner ses moyens, ses ressources; son caractère devient plus original, plus résistant, plus indépendant. Il est incomparable observateur des faits et des phénomènes qui tombent sous ses yeux. Ce qu'il sait, il le sait mieux; son esprit s'ingénie, se développe, découvre, prévoit et conserve une marche originale; *là où les autres enfants répètent, il invente, car il est contraint d'inventer pour apprendre.* Eh bien, lorsque cet individu a tué un homme, lorsqu'il a assassiné son père, ou son frère, ou son ami, ou n'importe quelle personne pour satisfaire une brutale passion, ou ses instincts, son égoïsme, sa vengeance, le magistrat devrait-il adoucir la rigueur de la loi, ou même renvoyer absous l'imputé, sous le prétexte qu'il est sourd-muet et qu'il n'est pas âgé de quatorze ans ? Quoi! parce que le sourd-muet par défaut de l'ouïe n'a pu apprendre les leçons de philosophie et les principes de notre éducation civile, se trouverait-il dans une condition morale inférieure à ceux qui entendent et qui parlent? Il en serait de même de ceux qui vivent dans nos campagnes, recueillis sur le sommet de nos montagnes, au fond des vallées, où le souffle de notre civilisation et de notre existence ne pénètre point? Quelle différence y aurait-il pour la loi criminelle entre un sourd-muet intelligent et un montagnard qui ne sait ni lire ni écrire, qui n'a jamais quitté son nid d'aigle?

Quelle différence pour la loi criminelle y aurait-il entre un sourd-muet intelligent qui est venu au monde dans une grande ville et un misérable qui n'est pas sorti du cercle de son village, où il a vécu au milieu de ses bêtes et de ses prêtres? S'il y a une différence, nous la voyons, quant à la responsabilité criminelle, toute en faveur de celui qui est né et a vécu dans un endroit pauvre et monotone. Privé du sens de l'ouïe, le sourd-muet est moins distrait, le sens de la vue prend plus d'essor, plus d'activité. L'individu pourra devenir plus adroit dans les mouvements auxquels la vue sert exclusivement de régulateur: le sens de l'ouïe ne nous apporte qu'un très petit nombre de connaissances directes et positives sur les objets extérieurs. C'est le sens de la vue qui presque toujours nous révèle leur présence, leur distance, leur situation, leur mouvement et leurs propriétés. C'est par la vue que nous voyons réfléchis sur le visage, comme dans un miroir, nos passions, nos sentiments, nos plaisirs, nos chagrins. Si nous possédons, selon Talleyrand, la parole pour dissimuler la pensée, le visage en est le miroir fidèle. Comment oublier le charmant et doux sourire de notre mère, ces preuves sincères et loyales de l'amitié, le regard du méchant et celui du traître.

Le visage, c'est le véritable tableau, où se reproduit toute la pantomime de l'âme: chaque sentiment y trace sa ligne, c'est un livre ouvert à toutes les intelligences. Le sourd-muet sait mieux y lire que nous: privé de l'usage de nos langues, de ce langage qui se prête à la fécondation des idées, qui sert à les fixer, à les déterminer, à les transmettre, il possède un autre langage à lui

Ce langage est aussi riche, expansif, éloquent même; c'est le langage d'action, c'est le langage des hommes primitifs, c'est le langage naturel. Ce langage a le grand avantage d'être fondé sur l'analogie et il est susceptible de recevoir un développement supérieur. Il se développe avec l'âge et suivant l'endroit où il se trouve. Le sourd-muet saisit dans un objet le trait le plus saillant pour lui, celui qui est en même temps le plus facile à inventer. Il exprime par l'imitation le signe ou le nom de cet objet; il désigne de même la qualité, l'action, par leur circonstance, par leur effet, et quelquefois par leur cause; suivant qu'il se trouve conduit à remarquer plus particulièrement qu'il peut peindre plus rapidement telle portion de l'image présente à son regard ou à sa pensée. Sa langue est donc comme un registre fidèle, où se conservent inscrites les observations qu'il a faites.

Il a d'abord quelque peine à se faire comprendre de ceux auxquels il parle pour la première fois, car entre tant de traités divers, qu'on peut retrouver dans ce tableau dont le signe doit être l'expression, la personne à laquelle le sourd-muet s'adresse n'aura pas remarqué d'une manière aussi distincte le trait particulier dont ce dernier a fait choix. Cependant le langage du sourd-muet étant fondé sur la nature et l'analogie, bientôt le spectateur sera mis sur sa voie; le sourd-muet qui est au milieu de notre société, quoique privé de l'ouïe et du langage articulé, possède tous les pouvoirs de l'intelligence humaine, et les moyens de contrôler ses actions.

Lui refuser les devoirs envers la société humaine au milieu de laquelle il vit et y exerce ces droits d'homme et de citoyen, c'est refuser et diminuer son côté de responsabilité criminelle, c'est le méconnaître, oublier ou abandonner notre droit d'une juste défense, de tutelle sociale.

Mais cela n'est pas tout, nous avons examiné le sourd-muet qui est privé dès la naissance du sens de l'ouïe et de la parole et avons vu que cela ne l'empêche pas de former et développer son intelligence, de la conformer à nos idées, et à nos usages civils.

Maintenant, que doit-on penser des autres qui sont classifiés parmi les sourds-muets, et qui néanmoins possèdent un degré d'audition suffisant pour entendre la voix?

Que doit-on penser de ceux qui ont entendu et qui ont parlé jusqu'à l'âge de sept ou neuf ans, qui ont par conséquent absorbé, assimilé dans leur esprit une grande masse de connaissances dont le patrimoine n'est pas détruit avec la maladie qui les frappe d'une diminution plus ou moins grande de l'ouïe?

Que doit-on penser de ceux qui, à la suite de quelque lésion partielle de la sphère motrice du langage, perdent la faculté de prononcer les mots, mais gardent parfaitement l'ouïe, et les autres centres d'idéation?

Il faut conclure que la législation actuelle, en ce qui concerne la responsabilité morale et criminelle des sourds-muets, n'a pas avancé dans la voie ouverte au progrès civil, par les études de l'anthropologie et de la biologie. Elle prétend juger de la responsabilité des sourds-muets dans les actions criminelles et n'a pas établi le critérium positif pour distinguer et connaître dans un cas donné, si le crime a été perpétré avec ou sans discernement.

Sous ce rapport les codes modernes ont gardé tous les préjugés des anciennes législations et le plus grave, au point de vue de la tutelle sociale, c'est celui de voir dans le langage articulé l'unique représentant de l'intelligence humaine, et par conséquent d'avoir refusé ou restreint la responsabilité morale et criminelle, selon les cas, à tous les sourds-muets.

Les législateurs, influencés par les idées pédagogiques dominantes, ont négligé de s'occuper des sourds-muets; ils prennent la distance qui les séparent des sourds-muets comme la mesure et la distance réelle et naturelle, et le défaut d'un instrument social employé par la généralité pour exprimer et fixer nos idées comme le manque du pouvoir intérieur et intellectuel.

Dans l'intérêt de la justice, il serait utile de distinguer plusieurs espèces de sourds-muets, dont les conditions intellectuelles diffèrent d'une manière essentielle.

L'indulgence dont les législateurs ont voulu couvrir tous les sourds-muets est excessive, comme elle est aussi injuste en reconnaissant un degré de responsabilité pour ceux qui sont affectés d'aphasie, d'agraphie ou d'amnésie, en même temps, dès leur naissance, car ils n'ont aucun moyen pour entrer en rapport avec leur semblable ou de développer leur intelligence?

Dans l'intérêt social, au point de vue de notre civilisation progressive, il serait désirable de voir sanctionner des dispositions législatives en faveur de l'amélioration de la race humaine, et je pense qu'il ne serait pas trop exagéré, que ce ne serait pas violer les lois de la nature, que de réclamer des mesures restrictives sur le choix relativement au mariage entre les sourds-muets. L'instinct doit se soumettre à l'intérêt social.

Conclusions

Comme conclusions, nous dirons que, dans l'intérêt social et de la justice, il serait désirable que:

1° — Le mariage entre les sourds-muets qui présentent des caractères régressifs devrait être défendu.

L'expérience m'a prouvé que, sur la totalité de la classe, ce sont eux qui perpétuent la race, et c'est une véritable race dégénérée;

2° — La grande majorité des sourds-muets qui présentent des altérations acquises, périphériques, plus ou moins graves, jouissent de la pleine activité intellectuelle, et ils ne peuvent réclamer de la part du législateur une exception en leur faveur;

3°—Tout débat concernant l'imputation criminelle des sourds-muets soit précédé d'un rapport médical. Ce rapport doit être fondé sur l'observation soigneuse du prévenu, de ses antécédents, et poursuivie pendant un mois au plus sans perdre de vue que le sourd-muet est capable de la simulation au plus haut degré;

4° — Que l'instruction des sourds-muets soit rendue obligatoire, sous la direction de l'Etat, sur la base d'un programme didactique médical, donnant lieu à l'école mimique, l'école labiale et l'école orthophonique ou médicale Giampietro, en rapport avec les trois classes qui comprennent tous les sourds-muets éducables selon leur nature organique;

5° — Que tous les sourds-muets à l'entrée de l'école soient soumis à l'examen du médecin, afin de pouvoir les classer dans l'école spéciale à laquelle ils doivent appartenir;

6° — Que les sourds-muets demi-entendants, après avoir été améliorés dans l'école médicale, doivent passer dans les écoles communes des entendants-parlants pour y compléter leur éducation intellectuelle et morale.

What is criminally «obscene?»

Par M. Theodore Schroeder, New York.

The english parliament, the congress of the United States, and all the states of the American Union, have penalized «lewd, indecent and obscene» literature and art. All this legislation, and the judicial interpretation of it, proceeds upon the assumption (false assumption, as I believe), that such words as «obscene» stand for real qualities of literature, such as are sense perceived, and, therefore, permit of exact general definition or tests, such as are capable of universal application, producing absolute uniformity of result, no matter by whom the definition or test is applied to every book of questionable «purity.»

Under these laws, as administered in England and America, every medical book which treats of sex — and many which do not — are declared criminal, and their circulation even among professionals is a matter of tolerance, in spite of the law, and not a matter of right under the law. The infamy of such a statute has induced some american courts, under the guise of «interpretations», to amend the statute judicially, so as to exempt some medical book, otherwise «obscene», from being criminal if circulated only among some professional men. What the judicial legislation will be, must always depend in each case upon the court.

If such definable character of the «obscene» is not implied in all our laws penalizing the «indecent», then they do not prescribe a uniform rule of conduct, and are therefore beyond the power of any english or american legislature to enact. That such is the assumption, is further evidenced by the fact that no legislative definition or test is furnished, and courts assert that none is necessary, since these are matters of common knowledge.

That assertion, I believe, is based upon a lack of psychologic intelligence, and it is here intended to outline an argument to demonstrate its falsity. Be it remembered, that this is a question in the science of psychology. It is not a question of ethics, nor law, nor legislative expediency, but ever and always a matter of science, which must underlie all these. If my contention is correct, then present obscenity laws are a nullity, for want of a definition of the crime, and for the non-existence of that which the statute seeks to punish. I will prove that «Obscenity» is ever and always the exclusive property and contribution of the reading mind.

Nothing will be herein contended for, which will preclude the passage of some other laws designed to accomplish some of the same ends, which some people think justify our present laws against «impure» literature. To illustrate: Except when done by parents, guardians, etc., it could be made a crime to sell, or transmit, etc., to any person under the age of consent, any book containing such word as «sex», or any picture of the sexual mechanism. In such a law, all the conditions of the crime would easily be prescribed with that exactness, which leaves no room for such objections as I am now going to make against the existing statutes.

Such a law would not, and should not, assume to decide, nor authorize a jury to decide, what is good or bad literature. It would simply assume the incompetence of children to judge for themselves what information they desired, and at the same time accord that rightful liberty to adults.

In 1661, the learned Sir Matthew Hale, «a person than whom no one was more backward to condemn a witch without full evidence», used this language: «That there are such angels (as witches), it is without question.» Then he made a convincing argument from Holy Writ, and added: «It is also confirmed to us by daily experience of the power and energy of these evil spirits in witches and by them». (*Annals of Witchcraft*, by Drake, preface XI).

With the same assurance, and no greater ignorance of science, as we hope to show, our courts now affirm that the differential tests of obscenity «are matters which fall within the range of ordinary intelligence», and, therefore, «everyone who uses the mails... must take notice of what, in this enlightened age, is meant by «decency, purity and chastity in social life, and what must be deemed obscene, lewd and lascivious.»

This appeal to the consensus of opinion in «this enlightened age» has been made in support of every superstition that has ever paralyzed the human intellect. It would be more reassuring if judges had given, or would give, us a test of obscenity, in terms of the objective, sense-percieved qualities of literature, *by which test alone* we could unerringly and with unavoidable uniformity draw the same, exact, unshifting line of partition between what is obscene and what is pure in literature, no matter who applies the test. Until they furnish such a test to us, their dogmatic assurance that «this enlightened age» possessed such undisclosed knowledge of standards is not very satisfactory. Without such a test, there is no uniform law to control our conduct, or our courts or juries.

Whenever one affirms that obscenity is not a quality of literature or art, but solely a contribution of the unhealthy reading mind, and, therefore, opposed the obscenity prosecutions, or questioned any other sex-superstition, he is promptly cowed into silence by an avalanche of vituperation, such as «impure», «immoral», «smut-dealer», «moral cancer-planter». Such epithets may be very satisfying to some minds, but they will not commend themselves very highly to any person wishing to enlighten his intellect upon the real question at issue. Again we say: This is a matter of science, which requires fact and argument, and cannot be disposed of by question-begging vilification.

The courts are more refined, though not more argumentative nor convincing, in their manner of denouncing dissenters. The judicial formula is this: «When such matters are said to be only impure to the over-prudish, it but illustrates how familiarity with obscenity blunts the sensibilities, depraves good taste, and perverts the judgment». Again we ask for fact and argument, not question-begging dogmatism. The statute furnishes no standard of sex-sensitiveness, nor is it possible for any one to prescribe a general rule of judgment, by which to determine where is the beginning of the criminal «blunted sensibilities», or the limit of «good taste», and the law-making power could not confer this legislative authority upon a judge, though in these cases all courts are unconsciously presuming to exercise it.

Furthermore, it is not clear that «blunted sensibilities» are not a good condition to be encouraged in the matter of sex. Who would be harmed, if all men ceased to believe in the «obscene», and acquired such «blunted sensibilities» that they could discuss matters of sex, as we now discuss matters of liver or digestion, — with an absolute freedom from all lascivious feelings? Why is not that condition preferable to the diseased sex-sensitiveness so often publicly landed, when parading in the verbiage of «purity»? If preferable, and so-called «obscene» literature will help to bring about such «blunted sensibilities,» would it not be better to encourage such publications? It requires argument and fact, rather than «virtuous» platitudes, to determine which is the more healthy-minded attitude toward these subjects. I plead for scientific research, not the brute force of blind dogmatism and cruel authority.

Assuming its existence as a quality of literature, the judicial «tests» for detecting the presence of obscenity manifest such extraordinary ignorance of sexual psychology, that no man who is accused can reasonably expect to escape conviction by denying the character of his book. The unfailing verdict of «guilty» is not, as some flatter themselves, due to the wisdom of the prosecutors, but is wholly due to the judicial ignorance of science, and to the undefined and indefinable nature of the offense. Let us reason together about this.

If, in spite of the argument by vituperation, a person refuses, «with humble prostration of intellect», to submit to the demands of moral snobbery, he is cast from the temple of «good society» into jail. Then the benighted act as though by their question-begging epithets or jail commitment, they had solved the scientific problem which is involved. Let us examine if it is not as true of obscenity as of every witch that exists only in the minds of those who believe in it.

My contention is this: «Obscenity» is not an objective fact, not a sense-perceived quality of literature or art, but is only distinguishable by the likeness of particular emotions associated with an infinite variety of mental images. Therefore, obscenity is only a quality or contribution of the viewing mind, which, being associated with some ideas, suggested by a book or picture, is therefore *read into it*. This may be proven in many ways, and among these, by the resultant fact that «obscenity» never has been, nor can be, described in terms of any universally applicable test of the sense-perceived qualities of a book or picture, but ever and always it must be described as subjective, that is, in terms of the author's suspected motive, or in terms of dreaded emotions of speculative existence in the mind of some supposititious reader.

With some knowledge of the psychologic processes involved in acquiring a general conception, it is easy to see how courts, as well as the more ignorant populace, quite naturally fell into the error of supposing that the «obscene» was a quality of literature, and not—as in fact it is—only a contribution of the reading mind. By critical analysis, we can exhibit separately the constituent elements of other conceptions, as well as of our general idea of the «obscene». By a comparison, we will discover that their common element of unification may be either subjective or objective. Furthermore, it will appear that in the general idea, symbolized by the word «obscene», there is only a subjective element of unification, which is common to all obscenity, and that herein it differs from most general terms. In the failure to recognize this fundamental unlikeness between different kinds of general ideas, we will discover the source of the popular error, that «obscenity» is a definite and definable, objective quality of literature and art.

A general idea (conception) is technically defined as «the cognition of a universal, as distinguished from the particulars which it unifies». Let us fix the meaning of this more clearly and firmly in our minds by an illustration.

A particular triangle may be right-angled, equilateral or irregular, and in the varieties of these kinds of triangles, there are an infinite number of shapes, varying according to the infinite differences in the length of their boundary lines, meeting in an infinite number of different angles.

What is the operation when we classify all this infinite variety of figures under the single generalization «triangle»? Simply this: In antithesis to those qualities in which triangles may be unlike, we contrast the qualities which are common to all triangles, and as to which all must be alike.

These elements of identity, common to an infinite variety of triangles, constitute the very essence and conclusive tests by which we determine whether or not a given figure is to be classified as a triangle. Some of these essential, constituent, unifying elements of every triangle are now matters of common knowledge, while others become known only as we develop in the science of mathematics. A few of these essentials may be re-stated. A plain triangle must enclose a space with three straight lines; the sum of the interior angles formed by the meeting of these lines always equals two right angles; as one side of a plain triangle is to another, so is the sine of the angle opposite to the former to the sine of the angle opposite to the latter.

These and half a dozen other mathematical properties belong to every particular triangle; and these characteristics, always alike in all triangles, are abstracted from all the infinite different shapes in which particular triangles appear; and these essential and constant qualities, thus abstracted, are generalized as one universal conception, which we symbolize by the word «triangle».

Here it is important to bear in mind that these universal, constituent, unifying elements, common to all triangles, are neither contributions, nor creations, of the human mind. They are the relations of the separate parts of every triangle to its other parts, and to the whole, and these uniform relations inhere in the very nature of things, and are of the very essence of the thing we call a «triangle».

As the force of gravity existed before humans had any knowledge of the law of its operation, so the unifying elements of all triangles exist in the nature of things, prior to and independent of our knowledge of them. It is because these unifying elements, which we thus generalize under the word «triangle», are facts of objective nature, existing wholly outside of ourselves, and independent of us, or of our knowledge of their existence, that the word «triangle» is accurately definable.

We will now analyze that other general term «obscene», reducing it to its constituent, unchanging elements, and we will see that, in the nature of things, it must remain incapable of accurate, uniform definition, because, unlike the case of a triangle, the universal element in all that is «obscene» has no existence in the nature of things objective. It will then appear that, for the want of observing this difference between these two classes of general terms, judges, and the mob alike, assumed that the «obscene», like the «triangle», must have an existence outside their own emotions and, consequently, they were compelled to indulge in that mystifying verbiage, which the courts miscall «tests» of «obscenity».

First of all, we must discover what is the universal constituent, unifying element common to all obscenity. Let us begin with a little introspection, and the phenomena of our every-day life. We readily discover that what we deemed «indecent» at the age of sixteen was not so considered at the age of five, and probably is viewed in still another aspect at the age of forty.

We look about us, and learn that an adolescent maid has her modesty shocked by that which will make no unpleasant impression upon her after maternity, and by that which would never shock a physician. We know also that many scenes are shocking to us if viewed in company, and not in the least offensive when privately viewed; and that, among different persons there is no uniformity in the added conditions which change such scenes to shocking ones.

We see the plain countryman shocked by the decolleté gowns of our well bred society women; and she, in turn, would be shocked into insensibility if, especially in the presence of strange men, she were to view some pastoral scenes which make no shocking impressions upon her rustic critic. The peasant woman is most shocked by the «indecency» of the society woman's bare neck and shoulders, and the society woman is shocked most by the peasant woman's exhibition of bare feet and ankles, at least if they were brought into the city woman's parlor. We see that women, when ailment suggests its propriety, quite readily undergo an unlimited examination by a male physician, while, with the sexes reversed, much greater difficulty would be experienced in securing submission. This is not because men are *more* modest than women, but because other social conditions and education have made them *differently* modest.

It would seem to follow that the universal qualities which we collect under the general term obscene, as its constituent, unifying elements, are not inherent in the nature and relations of things viewed, as is the case with the triangle. Taking this as our cue, we may follow the lead into the realm of history, ethnology, sexual psychology and jurisprudence. By illustrative facts, drawn from each of these sources, it can be shown to a demonstration, that the word obscene has not one single universal, constituent element in objective nature.

Not even the sexual element is common to all modesty, shame or indecency. A study of ethnology and psychology shows that emotions of disgust, and the concept of indecency or obscenity, are often associated with phenomena having no natural connection with sex, and often in many people are not at all aroused by any phase of healthy sexual manifestation; and in still others it is aroused by some sensual associations and not by others; and these again vary with the individual according to his age, education and the degree of his sexual hyperaestheticism.

Everywhere we find those who are abnormally sex-sensitive and who, on that account, have sensual thoughts and feelings aroused by innumerable images, which would not thus affect the more healthy. These diseased ones soon develop very many unusual associations with, and stimulants for, their sex-thought. If they do not consider this a lamentable condition, they are apt to become boastful of their sensualism. If, on the other hand, they esteem lascivious thoughts and images as a mark of depravity, they seek to conceal their own shame by denouncing all those things which stimulate sensuality in themselves, and they naturally and erroneously believe that it must have the same effect upon all others. It is essential to their purpose of self-protection, that they make others believe that the foulness is in the offending book or picture, and not in their own thought. As a consequence, comes that persistence of reiteration, from which has developed the obscene superstition, and a rejection — even by Christians — of those scientific truths in the Bible, to the effect that unto the pure all things are pure, etc. We need to get back to these, and reassert the old truth, that all genuine prudery is prurient.

The influence of education in shaping our notions of modesty is quite as apparent as is that of sexual hyperaesthesia. We see it, not only in the different effect produced upon different minds by the same stimulants, but also by the different effect produced upon the same person by different objects bearing precisely the same relation to the individual. When an object, even unrelated to sex, has acquired a sexual association in our minds, its sight will suggest the affiliated idea, and will fail to produce a like sensual thought in the minds of those not obsessed by the same association.

Thus, books on sexual psychology tell us of men who are so «pure» that they have their modesty shocked by seeing a woman's shoe displayed in a shop window; others have their modesty offended by hearing married people speak of retiring for the night; some have their modesty shocked by seeing in the store windows a dummy wearing a corset; some are shocked by seeing underwear, or hearing it spoken of otherwise than as «unmentionables»; still others cannot bear the mention of «legs», and even speak of the «limbs» of a piano. Surely, we have all met those who are afflicted in some of these ways and others who are not.

Since the statutes do not define «obscene», no one accused under them has the least protection against a judge or jury afflicted with such diseased sex-sensitiveness, or against more healthy ones who, for want of information about sexual psychology, blindly accept the vehement dictates of the sexually hyperaesthetic as standards of purity. But whether a judge or a juror belongs to either of these classes, or rejects their dictum as to what is pure in literature, in any and every such event, he is not enforcing the letter of a general law, but enacting and enforcing a particular expost facto law, solely for the particular defendant on trial. What that law shall be in any case depends on the experiences, education and the degree of sex-sensitiveness of the court, and not upon any statutory specification of what is criminal.

Among the more normal persons, we see the same difference as to what is offensive to their modesty, depending altogether upon whether or not they are accustomed to the particular thing. That which, through frequent repetition, has become commonplace no longer shocks us, but that which, though it has precisely the same relation to us or to the sensual, is still unusual, or is seen in an unusual setting, does shock us.

Some, who are passive if you speak of a cow, are yet shocked if you call a bull by name. In the human species, you may properly use the terms men and women, as differentiating between the sexes; but, if you call a female dog by name, you give offense to many. So likewise, you may speak of a mare to those who would take flight if you called the male horse by name. With like unreason, you may speak of an ox or a capon to everybody, of a gelding to very many, but of a eunuch only to comparatively few, without giving offense. No one thinks that nudity is immodest, either in nature or in art, except the nudity of the human animal; and a few are not opposed to human nudity in art, but find it immodest in nature.

The Agricultural Department of the United States distributes information on the best methods for breeding domestic animals, and sends those to jail who advocate the higher stirpiculture, for the sake of a better humanity.

Likewise, Prof. Andrew D. White tells us that:

At a time when eminent prelates of the older Church were eulogizing debauched princes like Louis XV, and using the unspeakably obscene casuistry of the Jesuit Sanchez, in the education of the priesthood as to the relations of men and women, the modesty of the Church authorities was so shocked by Linnaeus' proofs of a sexual system in plants, that for many years his writings were prohibited in the Papal States, and in various parts of Europe where clerical authority was strong enough to resist the new scientific current.

Now, education has so reversed public sentiment, that one may write with impunity about the sexuality of plants, which was formerly denounced as a «Satanic abyss»; but men have been, and would be, sent to jail for circulating in the english language the books of Sanchez and others like him.

It thus appears that the only unifying element generalized in the word «obscene» (that is, the only thing common to every conception of obscenity and indecency) is subjective, is an affiliated emotion of disapproval. This emotion under varying circumstances of temperament and education in different persons, and in the same person in different stages of development, is aroused by entirely different stimuli, and so has become associated with an infinite variety of ever-changing objectives, with not even one common characteristic in objective nature, that is, in literature or art.

This, then, is a demonstration that obscenity exists only in the minds and emotions of those who believe in it, and is not a quality of a book or picture. We must next outline the legal consequences of this fact of science. Since, then, the general conception «obscene» is devoid of every objective element of unification, and since the subjective element, the associated emotion, is indefinable from its very nature, and inconstant as to the character of the stimulus capable of arousing it, and variable and immeasurable as to its relative degrees of intensity, it follows that the «obscene» is incapable of accurate definition or general test, adequate to securing uniformity of result in its application by every person to each book of doubtful «purity».

Since few men have identical experiences, and fewer still evolve to an agreement in their ideational and emotional associations, it must follow that practically none have the same standards for judging the «obscene», even when their conclusions agree. The word «obscene», like such words as delicate, ugly, loveable, hateful, etc., is an abstraction not based upon a reasoned, nor sense-perceived, likeness between objectives, but the selection or classification under it is made on the basis of similarity in the emotions aroused, by an infinite variety of images; and every classification thus made, in turn, depends in each person upon his prior experience, education and the degree of neuro-sexual or psycho-sexual health. Because it is a matter wholly of emotions, it has come to be that «men think they know because they feel, and are firmly convinced because strongly agitated».

Being so essentially and inextricably involved with human emotions, no man can frame such a definition of the word «obscene» that, *by it alone*, any judgment whatever is possible, much less is it possible that by any such alleged «test» every other man must reach the same conclusion about the obscenity of every conceivable book. Therefore, the so-called judicial «tests» of obscenity are not standards of judgment, but, on the contrary, by every such «test» the rule of decision is itself uncertain, and in terms invokes the varying experiences of the testors within the foggy realm of problematical speculation about psychic tendencies, without the help of which the «test» itself is meaningless and useless. It follows that to each person the «test», which supposedly is a general standard of judgment, unavoidably becomes a personal and particular standard, differ in all persons according to those varying experiences which they read into the judicial «tests». It is this which makes uncertain all the present laws against obscenity.

This general argument can be given particular verification by a study of history, ethnology, general and sexual psychology, and judicial decisions, until we have produced demonstration amounting to a mathematical certainty that neither nature, common knowledge, science, nor the statute, has furnished or can furnish any tests by which to measure relative degrees of obscenity, or to fix the freezing point of modesty, as with a thermometer we measure relative heat and cold, or by chemical tests we determine the presence of arsenic.

If, then, neither nature, common knowledge, nor the statute, furnish so exact a definition of the «obscene» that, no matter by whom applied, it must uniformly and unerringly fix the same line of partition from that which is not «obscene», and if scientific research has furnished no tests by which, without speculative uncertainty, we may with mathematical accuracy classify every book or picture which, to the less enlightened, would seem to be on the borderland of doubtful «purity», then, it must follow that no general rule exists applicable to all cases and by which we can or do judge what is a violation of the statutory prohibition.

The so-called «tests», by which the courts direct juries to determine whether books belong to the «indecent and obscene», are a terrible indictment of the legislative and judicial intelligence, which could create and punish a mental crime, and determine guilt under it by such absurd «tests». Bereft of the magical, mystifying phrasing of moral sentimentalizing, the guilt of this psychological crime is always literally determined by a constructive (never actual), psychological (never material or demonstrable), potential and speculative (never a realized) injury, predicated upon the jury's guess, as to the problematical «immoral tendency» (not indicating the rules of which school of religious or scientific morality are to be applied) of an unpopular idea, upon a mere hypothetical (never a real) person. No! This is not a witticism, but a literal verity, a saddening, lamentable, appalling indictment of our criminal code as judicially interpreted. Under a law of such vagueness and mystical uncertainty, be it said to our everlasting disgrace, several thousand persons in America have already been deprived of liberty and property, unnumbered others have been cowed into silence, who should have been encouraged to speak; and almost a score have been driven to suicide.

If, then, it is true that a book or a picture can only be classified as to its obscenity, not primarily according to the substance of that which it reveals, but according to the emotions thereby aroused, then, three conclusions irresistibly follow. First: there is no general test of obscenity capable of producing accuracy and uniformity of result in classifying books; second: for the want of such test, there never can be a conviction according to the letter of a uniform law, but every verdict expresses only a legislative discretion, wrongfully exercised after the act to be punished, and according to the peculiar and personal experiences of each judge or juror; and it is, therefore, but the enactment of a particular law, for the particular defendant then being tried, and applying to no one else. From these two, follows the third, namely: that no man, by reading the statute, can tell whether a particular book is criminal or not, because the criminality does not depend upon the statute but upon the incompetent jurors' speculative opinion about the psychological tendency of the book.

It is inevitable, from such an undefinable statute, that the determination of what is «obscene» should become a matter of juridical arbitrariness, even though a clouded vision—as to the difference between judicial interpretation and judicial legislation—should induce all courts to deny the fact. However, some judges, with that naïveté which evidences their consciouslessness of what they do, quite freely admit that it is not a matter of law, but a matter of discretion, which determines the character of a book, and, therefore, the «guilt» of its vendor.

One judge, after fumbling with those definitions of «obscene» —which define nothing, continued his instructions to the jury as follows: «These are as precise definitions as I can give. The case is one which addresses itself largely to your good judgment, common sense», etc. (38 Fed. R. 733).

If «obscenity» means definable qualities of a book, how can guilt under this criminal law be made a matter of «good judgment», or a juror's conception of what is «common sense» upon the subject? The «good judgment» is for the legislature to exercise in passing the law, not for the jurors in determining its meaning, or its application.

In another case, the jury was instructed that: «If in their judgment, the book was fit and proper for publication, and such as should go into their families, and be handed to their sons and daughters, and placed in boarding-schools, for the beneficial in-

formation of the young and others, then, it was their duty to
acquit the defendant. . . . The jury were instructed that it did not
matter whether the things published in the book were true and
in conformity with nature or not." (Com. vs. Landis, Phila.)

What is here plainly expressed is in every other case necessarily implied, because the statute has not created any general
rule, by which we can determine what is against the law. Every
conviction is securable, only by an exercise on the part of the
jury of original legislative discretion, for the suppression even of
truth, and that discretion is personal to the jurors, and always
this particular law of the jury is enacted ex post facto at the trial
of the accused, and not before, and is not, and cannot be,
binding upon any other jurors. Since the legislative power cannot
be delegated to a jury, and cannot be exercised ex post facto,
even by the legislature itself, it follows that our present laws
against obscenity must be a nullity, and will yet be so declared,
when this argument, properly elaborated, shall be presented to
an intelligent court.

Nearly two hundred years ago, Montesquieu, in viewing the
tyrannies about him, wrote this:

In despotic governments there are no laws, the judge himself is his own
rule. . . . In republics, the very nature of the constitution requires the judges to follow
the letter of the law. Otherwise the law might be explained to the prejudice of
every citizen, in cases where their honor, property or life is concerned. (Spirit of
Laws, p. 311.)

Within the domain of literature, we have unintentionally,
through psychologic ignorance, re-established that irresponsible,
arbitrary absolutism of the judiciary, which it took many ages of
painful struggle to abolish. Shall it remain and be extended, or
will we throttle this new despotism? Of jurisprudence it is said:
"its value depends on a fixed and uniform rule of action." From
what has preceded, it follows that the statutes herein question
are uncertain beyond all possibility of being made uniform guides
for our conduct. As has been shown, this uncertainty never arises
from any doubt as to the contents of the book to be judged, but
the uncertainty always arises solely from the indefinable nature
of that which the statute attempts to penalize.

It follows that convictions can only be had as antipathy or
affection, caprice or whim, on the part of the jurors, dictates
the result of their deliberations. For each the foundation of his

judgment of guilt is his personal experiences, necessarily differing from the experience of other jurors, who, therefore, have other standards of judgment. It is no credit to the intelligence of the bar, that these matters have never been argued to any court. When adequately presented to an intelligent judge, with psychologic insight and an open mind, all present obscenity legislation will disappear. To that end, such a judge will do his plain duty by applying the old legal maxim: «Where the law is uncertain, there is no law».

The short space remaining will be devoted to one of the many illustrations, which in this class of cases exhibit the colossal stupidity of judicial tribunals in «this enlightened age». The courts of America, with great uniformity, have followed the early english decisions in their attempts to define obscenity. Here is the judicial formula: «The statute uses the word «lewd», which means, having a tendency to excit lustful thoughts, ... The test of obscenity is this,—whether the tendency of the matter, charged as obscene, is to deprave and corrupt *those whose minds are open to such immoral influences* and into whose hands a publication of this sort *might fall*».

Here, we can take space to analyze but one of the numerous absurdities involved in this «test of obscenity». We will limit ourselves to the phrase, «those whose minds are open to such immoral influences». This, of course, includes those who, through long sex-suppression or disease, are afflicted with the most acute sexual-hyperaesthesia.

Krafft-Ebing, among many biographies of sexual psychopaths, gives one from which I will only quote a single paragraph. The patient says: «The thought of slavery had something exciting in it for me, and alike whether from the standpoint of master or servant. That one man could possess, sell or whip another, caused me intense excitement; and in reading *Uncle Tom's Cabin* (which I read at about the beginning of puberty), I had an erection». (*Psychopathia Sexualis*, p. 105).

The explanation is not difficult. The stirring scenes depicted in *Uncle Tom's Cabin* produced a very intense general excitement which, by its irritation of the — possibly abnormally sensitive sex nerve-centers, produced sexual excitement.

A jury of experts, knowing this and kindred facts, and applying the test of obscenity and lewdness prescribed in practically all the english and american decisions, must conclude that *Un-de Tom's Cabin is an obscene and lewd book, within the statute. Only a jury, very ignorant of the effect of such a book on «those whose minds are open to such immoral influences», could render a verdict of «not guilty», if trying a person charged with the «indecent crime» of sending *Uncle Tom's Cabin* through the mails.

But the courts who promulgate such stupidity as a «test» of obscenity tell us that this is «within the range of ordinary intelligence». Yes, so *extraordinary*, that my vocabulary is inadequate for the occasion, and, therefore, I close.

Legal prevention of the use of poison in the embalming fluid by undertakers or others

Par M. CLARK BELL, New York.

During the last generation in America, the want of the knowledge of the elementary principles of chemistry, among the undertakers who have then since had the almost exclusive charge of the burial of the dead, a practice called embalming of the dead body has come into almost universal use, among nearly all of the better class of the american people.

The undertaker has assumed, that the use of arsenic in the embalming fluid was an absolute necessity. He has thus without criminal intent, by his use of this fatal poison, stood between the poisoner and his detection and punishment as a shield. The innocent undertaker has been the saviour of the poisoner and prevented his punishment.

In my last inaugural address as president of the Medico-Legal Society, I brought up this question, for public action, discussion and thought, in the following language:

Embalming of dead bodies, as practiced by undertakers for the past twenty-five or thirty years, has prevented the detection of crime committed by those who have killed their victims by poison.

Every effort to remedy this state of affairs has been successfully resisted by the undertakers, by organized and concerted effort, on the theory, that such laws would interfere with and injure their business.

Every poisoner could, by having the cadaver filled with the ordinary embalming fluid containing arsenic (usually done before a post-mortem could be held), defy detection and be certain to put his crime beyond the reach of punishment by law.

There is no means yet known to science, by which arsenic administered by mouth or rectum which produced death could be detected or discriminated from the arsenic with which the abdominal cavity had been filled contained in the embalming fluid of the undertaker—which had been absorbed by the dead body by imbibition.

Years ago I submitted this question to the chemists of the world, and the answer was unanimous, that, when the embalming fluid had been injected into the body after death containing poison, the crime of the poisoner could not be traced to or fixed upon him, by any means known to chemistry or its related aids of the microscope, bacteriological research or otherwise.

We hoped that, by contrasting the effects of the breaking down the cells and tissues where death was known to have been caused by arsenic, administered in life, with the pathological condition of the same tissue subjected to the poison of the embalmer, we might by research distinguish one, from the other, or the ruin the poison wrought in the living tissue; so as to discriminate between it and the tissue where the arsenic had been taken up by imbibition and absorption from the abdominal cavity filled with the arsenical solution of the embalmers.

We have not yet come to the hour when the clear eye of science can discriminate between the arsenic administered in life which has caused death, from that which the poisoner had hired the undertaker to pour into the abdominal cavity.

A well authenticated case of a clergyman who had married three wealthy women, one after another, whom he had poisoned with arsenic, and in each case hired an undertaker to fill the abdominal cavity within twenty-four to forty-six hours after death, came to me professionally after the death of the third wife. The investigation left no moral doubt of the death of the first two wives by poison, or of the last. The circumstances all pointed unerringly to crime, but by commingling the poisons taken before death with the embalmers fluid so soon after the step taken to mix the poisons, left the criminal beyond the reach of the arm of the law to convict. Science has now commenced at the other side of the problem.

It is now demonstrated that a perfectly sure, safe and reliable embalming fluid can be made without the use of arsenic or any poison or ingredient dangerous to human life.

It is remarkable that this knowledge did not reach us before. We have no reason to believe that the egyptians, who were the greatest of the embalmers, relied on poisons in their best work. It is doubtful if they did use poisons, but relied rather on the preservative than the destructive and the destroying agents in their art.

At all events science can, and does now affirm, that the safest, the most effective and successful embalming fluid, need contain no substance or element that is destructive to human life.

This fact brought to the attention of the Legislature, the undertaker, and to the general knowledge of the world, it is submitted, that the hour has come when, in the name of science and by her mild, but clear and unerring light, we may ask that a law be enacted, which

1. Forbids any undertaker in embalming (so-called) a dead human body to employ any fluid or substance that is or would be fatal to a living human being

2. Making it a crime to inject into a dead body, by an undertaker or any other person, any poison or other substance fatal to human life, or which could possibly interfere with the discovery of poison in the cadaver if the death was caused by poison.

I have asked Prof. H. S. Eckels, who has had the largest opportunities of any known authority and the full confidence of the undertakers as a body, to write his views upon this subject for this body, to be presented at the February Meeting, or as soon after it as possible, the object of which will be to carefully examine and discuss this subject in all its aspects:

1. To bring it before the undertakers and those whose business is, and has been to embalm the bodies of our dead as to the necessities of the use or non-use of poisons in the embalming fluid in its practical side;

2. To influence legislation forbidding the use of poisons on the bodies of the dead; and

3. To perfect our criminal system and procedure so that it may not be used by the poisoner to prevent the detection of crime.

I recommend that, after a full discussion, at which the embalmers, the undertakers, the judges and officials in our criminal courts be asked to take part, and the skilled members of all professions who have knowledge on the subject, the Legislature be asked to enact such measures as shall be in the interest of the common welfare of mankind.

Prof. H. S. Eckels, of the Institute of embalming of the city of Philadelphia, read before the Medico-Legal Society at its February Meeting of 1906 a paper which he entitled: *What reforms should be adopted for embalming the dead body, so as not to interfere with the detection of crime?* from which I take great pleasure in making abstracts, to which I wish to call the attention of the scientists of the kingdom of Italy not only, but to the students of criminal anthropology of the world, and especially to the chemists, and to the involved questions which his statements leave for our consideration.

He asserts, that the use of poisons in the embalming fluid was no longer necessary for the proper embalming and preservation of the dead body.

In the discussion which followed, his position in this respect was sustained by three ex-presidents of State Association of undertakers and embalmers of the state of New York; and by two members of the Board of Embalmers of that state, who were present and took part in that discussion. Too of the prominent undertakers and embalmers of the state of Pennsylvania, and a leading and representative embalmer and undertaker from the state of New Jersey sustained the views and positions of Prof. H. S. Eckels from which I quote:

Prof. Eckels says in part:

While it is true that embalming may interfere in some slight degree with the work of the pathologist, the bacteriologist, and also the toxicologist, even when fluids contain none of the poisons commonly used in crime, I claim that the bene fits derived by the use of embalming fluids composed of chemicals belonging to the inorganic group is more likely to be beneficial than detrimental to post-mortem examination, as it prevents decomposition and the many abnormal conditions produced by the degeneration of the tissue and the separation of the elements of the body, which causes the formation of gases and also ptomaines; the presence of obnoxious gases being a source of great annoyance and danger to the operator, and the presence of ptomaines an interference to the chemist in his analysis for alkaloidal poisons. The finding of ptomaines contained in any report of the analytical chemist always casts a doubt upon the court as to whether death was due to this poison, which is an ingredient in food stuffs by fermentation, as well as a result of decomposition of the dead body.

In the larger cities, as many as a hundred coroner's cases are reported in a single day, and therefore the coroner's physicians cannot investigate all of these cases as promptly as they would prefer, frequently twenty-four to forty-eight hours elapsing, during which time decomposition is very likely to set in. This is not only an interference with the post-mortem examination, but such delay occasions loss of time and labor to the embalmer, as well as anxiety for those who wish to serve their patrons in the best way, particularly those who know that embalming should be done to produce good sanitary conditions, and as well to preserve the appearance and features of the dead.

During 1905, Thomas Dugan, coroner of Philadelphia, took decided steps in this matter to comply with the very frequent importunities made him, when he suggested the use of embalming fluids which did not contain any of the common poisons used in crime, such as arsenic, corrosive sublimate, zinc salts and carbolic acid preparations; in consequence of which a number of embalming fluid manufacturers have changed the formulae of their fluids, leaving out those ingredients. Hence, there are now a number of fluids on the market which are comparatively free from these poisons. Although I may here say all that many of the so-called non-poisonous fluids are made from the lower grade of chemicals which contain varying quantities of poisons as impurities. Hence, this "comparatively free" is not sufficient, and we find that we must go a step farther, as will be shown by some recent cases, illustrating how the cause of justice may be defeated by ignorance or indifference.

In the recent Haines case, in New Jersey, the embalming fluid used to embalm the child contained no arsenic as was shown by the analysis of the chemist in that case. The undertaker, however, testified that he had used the same syringe that he had formerly used for the injection of an arsenical fluid, hence the arsenic which was found in the corpse by the chemist's analysis was evidently thought by the jury to have reached there through the use of this syringe, thus resulting in the defeat of the prosecution and a waste of the state's fund of about $20,000.

In another, the Williams case, it was shown that there was the possibility of arsenic entering the substance of the body that was afterwards examined; and in this case the clever attorney for the defence cast doubt upon the evidence of the chemist, which resulted in the defeat of the prosecution, though a more recent trial has proven at least one of the parties implicated in this case to be guilty of a similar crime for which he must soon pay the penalty.

The actual discovery of poison by means of chemical analysis is usually regarded as the most satisfactory and positive evidence of poisoning and it is a prevalent notion that the case cannot be made out without the production of the poison as the "corpus delicti." While this may be an error, the law requiring satisfactory proof of death by poisoning, the question always is: can satisfactory proof be offered without the chemical detection of poison? Those of us who have had experience in court on such trials realize that we must go still farther with this question and avoid the possibility of such poison entering the substance to be examined, either at the hands of meddlers or by persons interested in the case, or by the slightest trace of such poison either as an ingredient in the formulae of embalming fluids or impurities of the chemicals used therein.

Therefore, all of the various ingredients entering into the formulae of embalming fluids should be subjected, individually, to rigid chemical tests to exclude poisons which may be present as impurities in the raw materials; and when the product is finished, it should again be examined for the purpose of determining if the combination of these ingredients has produced such constituents, as was found in the report of a still more recent case, that of the millionaire Mrs. Todd, of New York City, who met death but a few months ago, in Philadelphia, under suspicious circumstances. Comment was made by the editor of a trade journal of this city, in January's issue, as follows:

"Fluid Baffles Autopsy. Coroner Dugan, of Philadelphia, is about convinced that Mrs. Margaretta Todd, of New York, who was found dead on the railroad tracks in Philadelphia, was not murdered. In a partial report of his analysis of the viscera and organs of Mrs. Todd, Dr. George H. Meeker, a toxicologist, informed coroner Dugan that he had found traces of chloroform and arsenic in the woman's body.

The importance of the results of the analysis is discounted by the fact that the embalming fluid injected into the woman's body contained, in large quantities, both of the poisons named. I have advocated for years, said the coroner, the discontinuance of the use of embalming fluid containing poison. If such fluids are used they destroy the value of a post mortem."

It will be noted that, by the chemical analysis of the viscera, both arsenic and chloroform were found to be present in the body; both of these poisons were suspected to have been administered with criminal intent, but upon examination of the embalming fluid the records show that the "Bisga" Fluid, a brand which is claimed by the makers of it and extensively advertised by them to have no arsenic, was nevertheless found, upon analysis by Dr. George H. Meeker, professor of chemistry of the Medico-Chirurgical college of Philadelphia, to contain both arsenic and chloroform. The quantity of arsenic present was scarcely sufficient to warrant his belief that this was a formulae ingredient, nevertheless, arsenic was in such abundance as an impurity in the chemicals of which the fluid is compounded that it was thought by the prosecution to weaken sufficiently the valuable evidence of the chemist, so that they precluded his testimony altogether.

Regarding the chloroform found in this fluid by the analysis, it is evident to all who know anything about the manufacture of embalming fluid that chloroform was not an ingredient in this fluid by the intention of the manufacturer, but instead was the result of what we term chemical ignorance in combining improperly the substance in this fluid.

The situation confronting the prosecution was that the court would criticise the use of such fluid and the jury would have doubts under the circumstances that either of these poisons had been administered previous to death, no matter what quantities were discovered by the chemist.

Again, this fluid which was examined by the chemist was not from the same bottle that was used to embalm the body with, though it was the same brand. Indeed, it is about impossible for the chemist to secure for examination fluid of the same lot number as was used by the embalmer. Embalming fluid, in the majority of cases, is shipped from the manufacturer to the supply house, after keeping it on hand, possibly one, or probably six months, it is then shipped to the undertaker, who in turn stores it until used. Hence, it may be a year between the time the fluid was made which was used on the body, and the fluid which was secured by the chemist for analysis, consequently it is further to be considered that, if such impurities exist in the fluid which the chemist examined, it would be assumed by the court that even greater impurities may have existed in that lot of fluid which was used to embalm the body with, one or even two years previous, as in the now famous Danz case, where the body was embalmed and buried eighteen months before the finger of suspicion was pointed to it. The body was then exhumed and found to be in a splendid state of preservation, having been properly embalmed. This condition was a very distinct benefit to its thorough examination and analysis, and the embalmer's art was much appreciated by the doctors and professional men interested in this case. The findings of the chemist were positive; arsenic was present not only in the viscera, but in and throughout the tissues, even in the hair. An examination of the embalming fluid «Primero» was made and found free of poisons or impurities. The result was that at this trial the guilty were punished and the ends of justice obtained.

In my experience as instructor on the proper use of these fluids, I have attended the conventions of the different State Embalmers Associations and there, having met a large proportion of the undertakers of the United States, I am prepared to say, that I believe that the thinking men in the undertaking profession will gladly adopt reform measures, to the end that they may serve the best interests of the citizens at large, and have the proper care in their embalming of the dead to cause the least possible interference in the detection of crime, and that the majority will use only the purest and best fluids; and those other embalmers who are careless or remain indifferent should be stimulated to higher motives by suggestions offered them by the two learned professions of law and medicine.

My conclusions are these:

First. That embalming fluids are not only permissible but advisable for use in all cases.

Second. Where homicide is suspected after the embalming is done with fluids which have not been prepared with the view of meeting this contingency, then the findings of the chemist are rendered ambiguous or useless.

Third. No poisons should be used in the embalming fluid — by intent or by accident.

Fourth. To exclude poisons, accidentally present in the fluid, careful tests should be made of the raw materials and finished products.

The result of the discussion of Prof. Eckels' paper, and the attitude of leading and representative men in support of the views of Prof. Eckel, resulted in a direction to the Medico-Legal Society to organize a commission under the chairmanship of Prof. Eckels, which should embrace among its members representative men from the embalmers and undertakers, who would after full discussion bring in a report for the consideration of the New York Medico-Legal Society, which should reflect the views of its leading scientists and chemists, that might reach a solution which would entirely remedy the evil as it now exists in America.

If all the embalmers and undertakers agree upon the elimination of arsenic and those poisons that are fatal to human life and to use only such constituents, as would not interfere with the detection of crime, where the death was due to well known poisons, there is good reason to believe that a change in the embalming fluids would at once be made, to which all embalmers would consent, and this to pass the careful scrutiny of the chemists of the Medico-Legal Society and of the ablest chemist on both sides the Atlantic.

The formula for an embalming fluid was not made a part of Prof. Eckels' paper, but it was handed to me and I enclose it for the criticisms of the chemists of this body.

PRIMERO Embalming Fluid is composed of chemically pure
Formuchloral, derivative of Formaldehyde Calch Chloride. 40 parts
Hydrogen dioxide, C. P.,   20   "
Potass. bisulphite, C. P. saturated solution.
Thymol C. P.   2   "
Glycerine C. P.   20   "
Oil methyl salicylate, C. P.,   02   "
Alcohol   as ft.   100   "
Scientifically compounded, so that it remains in perfect solution and is always uniform in quality, strength and virtue.

This formula has been sent to a few of the chemists of the Medico-Legal Society for examination and for their views as to:

1. Whether the ingredients as named in the formula would be fatal or even dangerous to human life.

2. Whether its use in abdominal or arterial embalming of the dead body would interfere with or prevent the detection of the crime, if the death was in fact due to the administration of arsenic, or any of the well known poisons, by mouth or rectum during life.

The question of this formula, or of any formula, will become important later on.

If we can advance the subject to such an extent as to obtain the assent of the embalmers, and the undertakers will agree to eliminate the well known poisons from the embalmers fluids as now used, and we bring such a fluid into universal use, we shall advance the field of scientific inquiry, so that the chemist can detect arsenic, strychnine and, indeed, all the well known poisons. It will be a great forward and upward step in the detection of crime; and will put out it of the power of the poisoner to conceal his crime by the embalming process, which is and has been the practical situation of the question in America.

The progress of the movement, thus inaugurated before the Medico-Legal Society, will be published as the investigation and the discussion proceeds.

The Patrick Case

Par M. CLARK BELL, New York.

This case seems destined to be one of the «causes célébres» of our time.

The decision of the Court of Appeals was a genuine surprise to the Bar and to the public at large. With a general feeling that Patrick was guilty of forgery in the matter of the will, the details of which had never been brought to public attention, there was an almost universal public opinion that the story of the valet Jones of the poisoning by the vapor of chloroform was simply an incredible statement; something that could not possibly have occurred.

A dissenting opinion by Judge O'Brien, which was concurred in by the Chief Judge and by Judge Vann, was of no avail, as four judges, a majority of only one out of the seven, united on an affirmance of the sentence and a refusal of a new trial to the accused.

The *Albany Law Journal* published, editorially, the following in regard to this case in its July number:

The decision of the Court of Appeals in the case of Albert T. Patrick, accused of the poisoning to death of millionaire Rice, in 1900, that the judgment of conviction must stand, is being sharply criticised for the reason that the result was reached by the close vote of four to three. Judge O'Brien writes a dissenting opinion in which Judges Vann and Cullen concur, in which he unequivocally declares that the accused did not have a fair and impartial trial; that there has been a disregard of the fundamental principles of the common law that before anyone can be convicted of murder or manslaughter it must be clearly proved that the death of a human being was feloniously accomplished. The point is made that in capital cases the law is that, where the case is close and doubtful, the benefit of the doubt goes to the accused. Certainly, the division in the highest Court could not have been closer, and it seems quite clear that had any of the members of the minority of the Court been on the jury that convicted Patrick, there never would have been a conviction on the evidence. Absolute unanimity in the highest Court is, of course, not provided for by law, but it would seem that where so much real doubt exists as is found in this case the execution of the sentence would be but little short of judicial murder. Public sentiment would hardly sustain the carrying out of the death penalty under such conditions. As for the accused himself, he boldly declares that he is not willing to ask or accept a reprieve from the executive, but that he only desires farther delay in order to permit the Supreme Court of the United States to review the proceedings had. Patrick has made a gallant fight for life, and notwithstanding the decision of the Court of Appeals, the end is not yet.

We have read with great care and interest the opinion of Mr. Justice O'Brien, dissenting from the prevailing opinion, from which we make some extracts and regret that want of space in our columns prevents our giving this entire opinion to our readers. It is most difficult to decide what can be best omitted of the masterly argument of Mr. Justice O'Brien, of the Court of Appeals.

After a careful historical statement of the facts undisputed in the case, Judge O'Brien says:

> After reading all the evidence upon the subject, I think it cannot be safely held that the autopsy was thorough enough, or that the lungs were examined with care enough to warrant the conclusion that the death was caused by chloroform. If an overwhelming motive had not been shown, no judge would have sent the case to a jury, yet motive does not even tend to establish the cause of death. The law requires that the inference of death from criminal agency must be the only reasonable deduction from the evidence. The People did not meet the burden of proof cast upon them by showing beyond a reasonable doubt that the death of Rice was caused by a crime. It is claimed that he was killed by the administration of chloroform, and no other criminal agency is now suggested, but that agency rests upon too frail a basis to permit the verdict to stand with safety to society. The man who says he committed the murder is suffered to go free, with no attempt to punish or even to prosecute him. The coroner's physicians, who made the autopsy and were presented to the jury as disinterested officials, were shown upon the motion for a new trial to have been working hard by experiment and otherwise to help the district attorney make out a case, in the expectation of receiving extravagant compensation for their efforts to qualify themselves as experts. Disinterested experiments made to discover truth are useful, but experiments made and paid for to establish a theory are dangerous. The case was tried in an atmosphere charged with the necessity of making the defendant a victim in order to defeat his claim to an estate worth millions upon millions. The self-confessed murderer was released, the doctors had their money, but the jury did not know that each of these three most important witnesses was testifying against the defendant with a strong inducement to help make out a case against him.
>
> This judgment rests upon the testimony of three witnesses. Without their

testimony no court would feel justified in submitting the case to the jury. We must, therefore, take a little closer view of them and of the motives that may fairly be imputed to them. Jones was evidently testifying under a promise of immunity from the public prosecutor, and although he denied that as a witness upon the stand no fair man can doubt, from the circumstances, that such a promise was made. Although he appeared before the grand jury as a confessed murderer, yet that body found no indictment against him, thus violating in the plainest way their statutory duty. No one can believe that that body would have omitted to indict him except upon the advice or suggestion of the public prosecutor. He was set at large and maintained at the public expense in the hospital, and subsequently in a comfortable, if not fashionable, boarding house, where he had the freedom of the city, attending theatres and places of public amusement until the trial of this case, when, having earned his reward, he was allowed to depart to his native state of Texas, where he now resides in safety. No fair mind can reach any conclusion from these facts except that this accomplice and author of the crime testified under a promise of immunity.

The two other witnesses were public officers, having been appointed physicians to the coroner. In that capacity they were receiving a good round salary, to which they had the undoubted right. I have already shown that at the autopsy they found nothing in the appearance of the lungs or in any other part of the body that indicated death from chloroform, but when Jones, in the course of time, had prepared his fourth version of the facts bearing upon the cause of death, they set to work to find, either by the use of their memories as to what the autopsy had disclosed, or by experiments which will be alluded to hereafter, something to corroborate it. One of them tells us that he spent a year making these experiments, and they were wide enough to embrace one hundred and forty specimens of birds and animals. All this time he was working for pay although he was a salaried official. He presented a bill to the city for seven thousand five hundred dollars, which he claimed was the value of his services. He was actually paid five thousand two hundred dollars, as he says, for working up the case. The other physician, who was also under a salary, presented a bill not so large, which was paid. These facts were not known at the time of the trial, and these witnesses were presented to the jury as public officials with no motive to pervert the truth, but acting in the course of their duty in the maintenance of truth and in the cause of justice.

After severely criticising and analyzing the evidence of the public officers, who later became the paid employees of the District Attorney, Judge Bryen says:

I intend to cast no reflections upon any one. All I mean to say is what every reasonable man has the right to say, and that is that a judgment of conviction in a capital case that rests upon such an uncertain and frail foundation and is affected with such dangerous and suspicious elements of doubt should be subjected to the most rigid scrutiny and not permitted to stand, unless every rule of law that could have been of any advantage to the accused was observed at the trial. My objection to the judgment in this case is that the accused has not had a fair and impartial trial. I am aware that I have no right to say that unless the assertion can be sustained by facts and arguments that must appeal, not only to the judgment and conmon sense of the bench and the bar, but to every fair mind, whether lawyer or layman, who has a proper respect for the orderly administration of justice, and intelligence enough to discern the significance of the facts and the force of the argument.

I hope to be able to meet all the burden in that regard that I have assumed and I will not deal much with generalities, but with specific questions, stating the law and the facts involved in the several questions as they appear to me and as they are found in the record. Nor do I propose to dwell with any questions that have not been raised by exceptions. While exceptions are not necessary to raise any question in this court fairly disclosed by the record in a capital case, I prefer to confine myself to those questions plainly presented and deliberately decided. In my opinion, the rules of evidence in criminal cases were ignored or violated at the trial to the prejudice of the accused. Nothing can be of more importance to a party on trial for a criminal charge than the observance of those rules and this court, as will be shown hereafter, has steadily refused to relax them. The principles of the law of evidence that govern all criminal trials are, as Lord Erskine once observed, «founded in the charities of religion, in the philosophy of nature, in the truths of history and in the experience of common life.» (24 Howell's St. Tr. 966). And that remark has been fully approved and liberally quoted by modern authorities on that branch of the law.

Judge O'Brien devotes considerable space to the informer Jones and the various confessions and plans, and the alleged attempted suicide in which he shows it all to be unsafe to rely upon or to follow, and he then takes up the question of whether Rice died a natural death or from chloroform feloniously administered and to the exclusion by the Court of the defendant's hypothetical question and asserts error in the exclusion of this. In this discussion in criticising the evidence of the two coroner's physicians, he says:

It cannot be too often repeated that aside from Jones the two most important witnesses for the People were the two coroner's physicians who made the autopsy. Neither in their official report nor in their certificate as to the cause of death or in any of the numerous proceedings before police magistrates or otherwise, which involved an inquiry as to that fact, did they pretend that they had discovered any proof of poison by chloroform as the cause of death until several months after the autopsy when Jones had completed his final story to the effect that he himself had killed the deceased with chloroform. The physicians then began to educate themselves by experiments and otherwise to sustain this theory as witnesses. When on the stand they not only supported that theory as experts, but claimed that they had discovered indications of chloroform poisoning at the autopsy in the congested condition of the lungs. It was, therefore, of the first importance to the defendant to impeach or contradict those two witnesses if he could by showing that at or just after the close of the autopsy they had publicly stated the result of their examination and that it was inconsistent with or contradictory of their statements as witnesses on the stand.

This was just what the defendant's counsel attempted to do, but was prevented by a ruling of the court. After the close of the People's case the defendant's counsel called a witness who had been an attendant at the morgue and was present at the autopsy and heard what was said. We know from an affidavit of this witness, which is in the record and was used upon the motion for a new trial on the ground of newly discovered evidence, just what the defendant's counsel sought to prove by him.

In commenting upon the rejection of the evidence of the statements of Dr. Donlin at the time of the autopsy, to the newspaper reporters and bystanders that Rice had died of old age, which is carefully summed up and analyzed, Judge O'Brien says:

Thus the defendant was deprived of the benefit of very important testimony by a series of rulings that have not even the doubtful merit of being styled technical, since, in my judgment, they are absolutely and radically wrong. They are all based upon the notion that it was necessary to name the man to whom the statement was made, when it was a public statement made to no one in particular and when the doctor swore that he did note make it at all. If these rulings were made in a police court on a trial for sheep stealing I am not sure that any appellate court would ever think of sustaining them, but they were made one trial for murder, upon the result of which the defendant's right to live depends.

Judge O'Brien makes a careful and detailed examination and analysis of the evidence of the witness Cohn as it appear on page 13 of the opinion. I quote a part of the language and of the evidence in questions and answers.

The learned district attorney, perceiving that the testimony of this witness had been greatly weakened by the cross-examination, took him in hand again and thoroughly toned him up in the following fashion: By showing that the witness, while being educated or persuaded by the parties with whom he had conferred, as to the opinion he had expressed, had heard from other parties who were entirely disinterested precisely the same thing. This was accomplished by two comprehensive questions that deserve to be stated in the words of the record. The first question was: «Did you also know that about 25 paying tellers in no way connected with the case had expressed their opinion that all these instruments were forgeries?» He answered that he had. Not quite satisfied with this question, he propounded another to the witness, which is as follows: «Did you also know that every human being that you knew who knew Mr. Rice's handwriting had expressed the opinion that they were forgeries?» The witness answered the question in the affirmative, and the court ruled, after argument, that the questions and answers were proper. It will be seen from what has thus been stated that the learned district attorney in a very adroit way got before the jury the opinion of about 25 paying tellers in no way connected with the case, and also the opinion of every human being that the witness knew who had any knowledge of the handwriting of the deceased. The learned court, after argument, pronounced this testimony competent for the jury.

That these questions and answers were grossly improper and plainly incompetent no one can doubt. The errors that I have thus far called attention to are not only radical, material and prejudicial, but they have a much broader and deeper significance, since they cast a dark shadow over the whole trial, revealing the true spirit in which it was conducted. They serve to give color to the atmosphere that surrounded the defendant, and show with unerring certainty that a fair and impartial trial was scarcely possible, since these rulings could not have been made upon the trial if any effect had been given to the presumption of innocence, or that other and kindred rule that all questions where there is a reasonable doubt should be decided, not in favor of the People, but of the defendant.

Judge O'Brien criticises the evidence of the witness Potts, and finally concludes by saying at page 19 of the opinion:

This testimony was all received under a theory of law manifestly unsound. The true rule is that when professional relations have been once shown, and there is doubt whether the admissions were made before or after the commencement of these relations, or when the witness cannot fix the date, as in this case, the testimony must be excluded. The principle adopted in this case would not afford the least protection to the client against the violation of professional confidence by his own counsel. All that would be necessary, upon the theory adopted in this case, would be for the counsel to forget or misrepresent the date of the retainer, and thus while pretending, as Potts did, to observe in a perfunctory way his professional duty, the spirit and substance of the rule could be violated with impunity. With respect to the testimony now under consideration, it is perfectly obvious that the witness was compelled or volunteered, to state admissions to him after the date of the retainer, but the whole examination discloses, as I think, a total disregard of the rules of law that govern the relation of attorney and client. In a well considered case, in which this question was discussed and decided, it was held that where the witness was unable to distinctly state whether the admissions were made to him as counsel or before that relation commenced, the evidence must be excluded. The court added that whatever may be the rule in civil actions in that regard, testimony of this character ought not to be admitted in criminal prosecutions. (People v. Atkinson, 40 Cal. 284). The same principle was held in the case of Bacon v. Frisbie (80 N. Y. 394), where it was held that any statements or admissions which may be supposed to have been drawn out in consequence of the relations of the parties to each other are entitled to protection as privileged communications.

The learned Judge takes up in detail the consideration of a large number of exceptions, which he insists were errors of law, which would make a new trial necessary to reach correct conclusions in this case.

He concludes a very able and exhaustive discussion of the several reasons why a new trial should be granted, as follows:

The material for further discussion of the rulings made at the trial has not been exhausted by any means. There are numerous other questions raised by exceptions to be found buried in this record of twelve thousand folios that are quite as serious and harmful as those that have been pointed out, but to pursue the dis cussion would be simply extending an opinion already too long. The questions that have been discussed may differ from each other in importance as one star differs from another; but the trail of error is over them all. If what has been said cannot affect the judgment in this case it is useless to go on piling Pelion upon Ossa. It is admitted on all sides that this record presents legal errors, and the only answer made is that they are not serious enough to affect the judgment and that they may be overlooked under the provisions of section 542 of the Code; but these errors cannot find shelter under this statute, since this court has spoken upon that question with no uncertain sound. Here are the words of the court in discussing the scope and application of that statute (People v. Corey, 148 N. Y. 494

«This statute in no way impairs or affects the previously well established principle that the rejection of competent and material evidence, or the reception of incompetent and improper evidence, which is harmful to a defendant and excepted to, presents an error requiring reversal. Such a ruling affects a substantial right of a defendant even though the appellate court would, with the rejected evidence before it, or with the improper evidence excluded, still come to the same conclusion reached by the jury. The defendant has the right to insist that material and legal evidence offered by him shall be received and submitted to the jury, and to have illegal and improper evidence, which may be harmful, excluded, and to have the opinion of the jury taken upon proper evidence admitted in the case and upon such evidence only (People v. Wood, 126 N. Y. 249, People v. Greenwall, 108 N. Y. 296. As was said by Earl, J., in the latter case : «A person on trial for his life is entitled to all the advantages which the laws give him, and among them is the right to have his case submitted to an impartial jury upon competent evidence. This rule as to the application of section 542 was repeated and unanimously approved by this court in People v. Strait (154 N. Y. 165 and still later in the case of People v. Montgomery (176 N. Y. 219)

I have not been moved by the assertion, which was given much emphasis upon the argument, that this defendant is guilty. All we know or can know in a legal or judicial sense is that the jury have found him guilty, and this court can add nothing to the legal force or effect of that verdict by expressing any opinion about it. The question is whether the verdict is affected by legal error, and if it is, it is our solemn duty to set it aside. The duty of this court in such a case is to shew to the line, let the chips fall where they may. Lord Mansfield said on a memorable occasion that wherever he had the honor to sit as judge, neither royal favor nor popular applause would protect the guilty. Pursuing the same line of thought, I may be permitted to say that, as a member of this court, neither popular opinion as to this case, if such there be, nor any amount of specious or sophistical argument will induce me to assent to a conviction in any capital case, however guilty the accused may be thought to be, unless he has had a fair and impartial trial according to the law of the land. Such a trial does not consist in the mere observance of form and ceremony, but in the recognition and practical application of the rules of law which this court has so often announced. We are deciding cases at almost every term and reversing convictions for error of law that do not compare in importance with those that I have attempted to point out. Indeed, it can be safely asserted that in all the records of this court no case can be found where a conviction for a capital offense has been sustained in the face of such objections as this case presents. I am aware that that is a broad statement, but I have no fear that it can be questioned.

I can see no reason for making this case an exception. Murder is murder and a very wicked crime in every case and under all circumstances; but I can see no distinction between this case, where the defendant has been found guilty of advising another to administer chloroform to a rich old man living on a fashionable avenue in New York, and any other defendant who shoots or poisons his wife, or with his own hand slays the poorest beggar in the land. A legal error in this case must be treated in the same way as a legal error in any other criminal case. The law is no respecter of persons whether living or dead. The position of the victim of crime, whether rich or poor has not the weight of a feather in the administration of the criminal law.

This court has always in such cases as this dealt with questions of law and when errors have been disclosed by the record has reversed judgments of conviction without much regard to the question of guilt or innocence. It has always recognized the rule that there cannot be a fair and impartial trial, within the true meaning of those terms, unless the accused has had the benefit and advantage of every principle of law that could aid him in sustaining his defense, and it was held, whenever the claim was made, that errors were not harmful, that the burden of showing that they were not, by any possibility, does not rest upon the accused, but the People must show that such evidence was harmless and could not have prejudiced him. (People v. Smith, 172 N. Y. 210.) In People v. Taylor (177 N. Y. 237) a married woman was convicted of the murder of her husband by shooting him with a pistol. She chopped off his head and some of his limbs and burnt them in a stove. She also burnt the rest of the body. The burnt flesh and bones were found in a heap of manure at the barn and identified. The case presented a frightful example of human depravity, and yet this court reversed the conviction, Judge Gray writing the opinion, on the ground that evidence of previous threats and assault made by the deceased had been excluded. It was held that such evidence was admissible upon the question whether the homicide was justifiable as having been committed in self defense. In People v. Mull (167 N. Y. 247) we reversed a conviction in a capital case, Judge Landon writing the opinion on the ground that the district attorney in summing up the case appealed to the jury on the ground that an acquittal in such a plain case would expose them to the hostile criticism of the community. In People v. Bonier (179 N. Y. 315) we reversed a conviction on the ground that it was error in law to refuse to charge that the presumption which arises as to defendant's good character, both from the failure to attack it as well as the testimony given, may of itself be sufficient to raise a reasonable doubt as to the defendant's guilt. In People v. Smith (172 N. Y. 210) this court reversed the judgment of conviction in a case where the defendant was convicted of murdering his wife, and the reversal was upon the grounds stated in the opinion.

These precedents in this court might be multiplied indefinitely, and be it remembered that in none of them was there a shadow of doubt as to the corpus delicti, or as to the author of the crime, and the errors assigned for the reversal were, in my opinion, insignificant in comparison with the catalogue of errors that the record in the case at bar discloses. It is not necessary to extend the discussion. I will only remark that, guided by the light of the decisions of this court, I have fairly met and discharged, in my view, the burden which I assumed at the outset of the discussion.

The judgment should be reversed and a new trial granted.

Chief Judge Cullen dissented from the prevailing opinion. The following is his opinion:

I vote for reversal of this judgment, but as I disagree with several propositions stated by my brother O'Brien, I deem it necessary to state the grounds of my action.

I think the evidence was sufficient to justify and require the submission of the issue of the defendant's guilt of the crime charged to the jury, and had the trial been free from substantial error I would not be disposed to interfere with the verdict of the jury. Nor do I regard the grounds on which application was made for a new trial as possessing substantial merit. The fact that *Jones*, the defendant's accomplice, was to have practical immunity from punishment was as apparent on the trial as it was on the application made for a new trial. The fact that the coroners' physicians received compensation for their services in making experiments to qualify them as experts on the trial constitutes no ground for discrediting their testimony. While every person must sacrifice his time for the administration of justice and testify to facts within his knowledge in criminal cases without any compensation, I do not understand that a witness can be compelled to exercise his judgment as an expert and testify to the results of his examination and reflection without compensation for his labor. If there is any suspicion that the testimony of an expert witness is affected by the magnitude of the compensation he has received, or is to receive, he may be examined as to the matter by the opposing counsel. But the presumption being that the witness is to receive compensation, inquiry as to it, if deemed important, should be made at the trial. There is nothing in this case to show that the compensation subsequently paid was extravagant or exorbitant.

The question of whether an error committed on the trial of a cause requires a reversal of the judgment is necessarily a question of degree. By the express terms of the Code of Criminal Procedure (Section 542) we are required to give judgment without regard to technical errors or exceptions which do not affect the substantial rights of the parties. Personally, within a short time past, I have written for the affirmance of a judgment, in a capital case, where there was a plain legal error in the admission of testimony, because it seemed clear that the improper testimony could have had no effect on the verdict. There are a number of errors of that character in the present case which might well be disregarded, such as the allowance of the question by the district attorney put to a witness for the prosecution asking him whether he did not know that every person to whom the will and disputed signatures of Rice had been presented had pronounced them false. The People had proved the signatures to be forgeries by so many witnesses and such abundant testimony it is not possible to see that the answer to this question could have influenced the verdict of the jury. Such also is the case with the testimony which Jones was allowed to give as to confessions made to him by Patrick when he and Patrick were in consultation with their counsel. This error, if error it was, which may be doubted, could have had no influence on the verdict. Jones had already testified to the complicity of Patrick in the crime and that was the question to be determined by the jury. Jones' testimony that Patrick subsequently confessed the crime in his presence did not tend to make his story of the transaction any more credible, as both the complicity and the confession rested on the statement of the same witness, that witness an accomplice. But there is a limit to the extent to

which we may disregard errors even in a case where we think that the verdict is
warranted by the facts. The guilt of a prisoner must be found by the jury not by
this court, and be found on a trial conducted in accordance with the rules of law.
It is an error which is not only technical, but which does not affect the substantial
right of the defendant that we are authorized to disregard. In my opinion there were
several vital errors committed in the admission and exclusion of testimony.

1. Suicide or an attempt at suicide made under charges of crime, like flight,
is a confession, and it is only as a confession that the fact of such attempt at suicide is admissible in evidence. It is plain that the confession of Jones was not competent evidence against Patrick and, therefore, Jones' attempt at suicide was equally
incompetent.

2. The theory of the prosecution was that the death of the deceased was caused not by the anaesthetic effects of chloroform, but by the irritant effects of the
vapor chloroform on the lungs or by asphyxiation. As said by one of the experts
for the People, chloroform caused the death of the deceased just the same as the
vapor of ammonia or any other irritant gas would have done. This theory was based
on the proposition that nothing else than an irritant vapor or gas could have produced
a condition of congestion co-extensive with the whole lungs. Dr. Loomis, probably the
principal expert for the prosecution, testified: «The important point in an autopsy of
that kind would be an explanation of the intense congestion all over the lungs. That
would call anybody's attention to find out why those lungs were intensely congested all
over; and finding no other cause of death, you would reason that some irritant either in gas or some vapor or something, had come down through the mouth, through
the windpipe, through these bronchial tubes and had gone over the lungs. I know
of nothing outside or beyond an irritant vapor or gas that will produce congestion,
co-extensive with the lungs. Jones testified that he did not know whether the deceased was living or dead at the time of the administration of the chloroform. But
if it was established that there was this general congestion of the lungs and that
such congestion could be produced by nothing but an irritant vapor or gas, it is
plain that the deceased must have been alive at the time of the administration of
the chloroform, because if dead he could not have inhaled its vapors. Therefore, the
case turns in the first instance on the question of fact whether there was this congestion co-extensive with the lungs, and that fact depends on the statement of three
witnesses, two coroners' physicians and the chemist. The most important of these
witnesses in his testimony was Dr. Donlin, one of the coroners' physicians. The defendant's counsel sought to contradict the witness' testimony in this respect by proof
that at the close of the autopsy he had declared in the presence of reporters and
others that the deceased died from old age. This testimony was excluded on the
ground that the attention of the witness Donlin had not been called specifically to the
declaration. Counsel then asked to recall Donlin for the purpose of asking him whether
he made such a declaration. This request was refused. I think the attention of the witness had been sufficiently called to the declaration, but if it had not been, I think
the refusal of the trial court to allow the witness to be recalled to that the question of the declaration might be put to him was a clear abuse of discretion. As already said, the extent of the congestion was the vital point in the case. Dr. Loomis
testified substantially that such a condition of congestion was so abnormal that it
«would call anybody's attention to find out why those lungs were intensely congested all over». Now, if at the conclusion of the autopsy the doctor, so far from al-
luding to this remarkable state of congestion, stated that the deceased died of old

age, it might be argued that he had not observed the state of congestion which he testified to on the trial and which, according to Dr. Loomis, should have been the first thing to have attracted the attention of any one performing the autopsy. This error seems to me most substantial in its character and one that cannot be disregarded.

3. I agree with Judge O'Brien that it was error to exclude the hypothetical question put by the defendant's counsel to his expert, Dr. Lee, on the ground that it failed to state that the congestion was co-extensive with the lungs. The defendant's counsel was not obliged to assume that fact even if Dr. Donlin had testified to it unqualifiedly, which I think he did not. He had the right to assume the aspect of the case most favorable to his side in his hypothetical question, and he had the right to ask the jury to reject the testimony of the doctor that the congestion was co-extensive with the lungs.

4. I agree with Judge O'Brien that the exclusion of the question to Dr. Girdner, an expert of great experience in the administration of chloroform, as to how long after its administration the odor of chloroform would be discernible, was error, and also that the exclusion of the questions to Dr. Millican, of his judgment based on his researches as to the presence of congestion in the cases of death by chloroform, was error. The effect of these erroneous rulings as to expert testimony must not be underestimated, for the vital fact to be proved was the death of Rice by chloroform, and though Jones testified to its administration, still Jones being an accomplice, it was necessary under the statute that Jones be corroborated. That corroboration in this case consisted of the proof of two facts, the general congestion of the lungs and that such condition could be produced only by the inhalation of an irritant vapor. The second fact, which was as essentially an element of the proof as the first, necessarily rested wholly on expert evidence. Therefore, errors in rulings on such evidence were substantial and prejudicial.

There were other errors in the case. It is unnecessary, however, to pursue the discussion, as I base my vote on the grounds stated.

Mr. Justice Vann concurred with O'Brien in his opinion.

The prevailing opinion was written by Mr. Justice Gray, and was concurred in by J. J. Bartlett, Haight and Werner.

The judgment of conviction was affirmed.

The opinion of Mr. Justice Gray is too long to give entire. We make some selections from it to show the tread of the opinion of the Court.

Upon the trial, the prosecution relied upon the administration of chloroform as the means employed for causing death. From the judgment of conviction, and from an order denying him a new trial, the defendant has appealed to this court. It is his contention that the evidence was insufficient to justify the verdict and that errors were committed upon the trial, which require that this court should reverse the judgment and award him a new trial. Especially does he insist upon being granted another trial, because of certain evidence, which, he alleges, was discovered after the judgment and so affects the proof relied upon by the prosecution, as to make it probable that a different verdict would be rendered. This is a very serious charge and, in order that justice shall appear to have been done upon the trial of the defendant, an examination and a consideration of the evidence becomes necessary, which must be somewhat extended.

We select from the opinion the following:

This case has the interest and it is invested with the seriousness, which characterize all cases in which the infliction of the death penalty depends upon presumptive proof of the crime charged. The theory of the People was that the defendant had conspired with Charles F. Jones, the valet, or, as sometimes called, the secretary, of Rice, to kill Rice and that the defendant procured Jones to administer chloroform to him in accomplishment of their joint purpose. This purpose, they say, was motived by the desire to obtain possession of Rice's estate, through a will in favor of the defendant and through various transfers to him of properties, all purporting to have been executed by Rice, but which had, in fact, been forged by the defendant with Jones' aid. The defense is based upon a denial that Rice's death was effected by violent means, or that it was by the procurement of the defendant, and the proposition is advanced that the forgeries were not brought home to the defendant, or, if the evidence warranted the finding that they were, that that fact did not, necessarily, fasten upon him a criminal agency in the murder.

A careful reading of this record and a grave consideration of the matters of proof have convinced me that the jury reached a just conclusion and that there is no warrant for, nor do the interests of justice demand, our interference with the judgment. I see no occasion for the exercise in this case of the broad power conferred by the state upon this court, in capital cases, to reverse a conviction and to grant a new trial upon the indictment.

One of the questions of vital importance was the corpus delicti.

We quote Justice Gray on this branch of the case.

In the evolution of the common law, it became essential in order to convict a person accused of homicide, to prove that the crime had, in fact, been committed. The corpus delicti, which is to say, the body of the crime, or the fact that a murder had been committed was required to be satisfactorily established by proof of the death and that the death was caused by the criminal agency of the accused. The rule existed under the Roman civil law and the English judges adopted it, because of the number of deplorable instances of the execution of innocent persons, upon convictions resting upon merely incriminating circumstances and having no support, either in some certain proof of the death of the supposed victim, or in that of the fact of a homicide, (2 Hale P. C. 290; 1 Starkie on Evid. 575; 3 Greenl. Evid. secs. 30, 131). This humane rule of the common law was early incorporated in the body of our laws and is now embodied in section 181 of the Penal Code, which provides that "no person can be convicted of murder, or manslaughter, unless the death of the person alleged to have been killed and the fact of the killing by the defendant, as alleged, are, each, established as independent facts; the former by direct proof and the latter beyond a reasonable doubt." The death of Rice being undisputed, the question, which we have to consider, is whether the evidence was so strong and so cogent that the jurors might, justly and intelligently, say that, beyond a reasonable doubt, the death was caused by the criminal agency of the defendant. It was not claimed that he committed the act, by which Rice was made to die; for the prosecution had the voluntary confession of Jones that it was he who did it, being induced and aided thereto by the defendant. But the defendant was a principal in the commission of the crime, under our law, if he, directly, or indirectly, counselled, commanded, induced, or procured another to commit it. (Penal Code, sec. 29). The trial, therefore, presented these questions to the jury upon the evidence, whether it was established that the death was the result of poisoning and whether that result was aided, or abetted, induced, or procured, by the defendant. Circumstantial evidence was sufficient for their determination, the death being admitted, if it was of such a character as to leave the inference of guilt the only reasonable one possible from the facts disclosed. In other words, the whole question of fact was the personal guilt of the defendant and it was perfectly competent for the jury to act upon presumptive proof in its determination. (1 Starkie on Evid. 719, 720; Ruloff v. People, 18 N. Y. 179; People v. Bennett, 49 ib. 137, 144; People v. Harris, 136 ib. 423, 429). It was only necessary to a verdict of guilty, if they found the cause of death to have been through the administration of chloroform, upon evidence pointing with conclusive force to that result, that the jurors should, further, find that the defendant acted with Jones in the pursuance of a common design to effect the death. His presence in the felony was constructive, if the evidence established that he worked with Jones towards the preconcerted end and if he was so situated as to be able to move, and to aid, his accomplice in the execution of their common design. (See People v. Bliven, 112 N. Y. 79, 80).

As I have said, the testimony of Jones was relied upon by the People to establish the criminal agency of the defendant in the homicide; but, it being the testimony of an accomplice, it was essential to a conviction that he should be corroborated by such other evidence as would tend to connect the defendant with the commission of the crime. (Code Crim. Proc. sec. 399).

Mr. Justice Gray analyzies the circumstances of the death and the medical testimony on both sides, and says:

I think I have referred to the evidence, medical and otherwise, bearing upon the death of Rice and its causes, sufficiently for the purpose of presenting that feature of the case. The jury might well find upon the evidence that the death was not the result of natural causes, and that it was due to some criminal agency. They could well conclude that the autopsy disclosed no natural cause for the death and that, in the light of the medical opinions, it could only be accounted for as having happened in the way testified to by Jones; that is, by chloroform poisoning. The physicians, who assisted at the autopsy, testified to physical conditions making a natural death incredible. It was for the jury to say whether the facts and their opinions, with that of Professor Witthaus, satisfactorily accounted for a death by chloroform poisoning. The witnesses of the autopsy testified positively to the facts of a congestion extending all over the lungs and of the other organs being in a normal condition, relatively to the age of the deceased. The medical experts expressed opinions upon the hypothetical case put and they assumed the existence of œdema of the lungs, which must arise from — or, as Dr. Flint expressed it, which was a symptom of—a disease. If the jury believed the testimony of the physicians, who took part in the autopsy, then it is certain that there was no disease of a vital organ to account for the oedema. It is a pathological fact that oedema is consequent upon an undelayed congestion of the lungs. The finding of mercury in the body corroborated Jones, as to his having given mercurial pills to the deceased to weaken his system. If doubt should be thrown upon the probability of Jones being able to administer the chloroform by means of the cone left upon the face, the jury, in the light even of the evidence of the medical experts for the defense, might believe that the effect of placing the cone upon the face of the deceased was to cause him to pass at once into a state of narcosis; or, in his weakened condition, to bestricken by death almost immediately. I do not think it necessary to dwell longer upon this phase of the case. When the rest of the evidence is considered, it will become apparent, in my opinion, that the facts reveal such a confederacy of effort between the defendant and Jones to cause the death of the deceased, as to make it impossible to come to the conclusion that a natural death occurred at a moment, apparently, so opportune for the success of the plot into which they had entered.

Judge Gray then gives the history of the crime as testified to by the accomplice Jones, and the details of the forgeries of the will and various papers as sworn to by Jones, and he reviews at considerable length the testimony which tended to corroborate the evidence of the accomplice under the rules of law, which he stated to be as follows:

I have now given, from the very extended examination of Jones, all that seems to be material and it remains to be seen how far his story of the crime deserved credence. It is sufficient if he is corroborated as to some material fact, or facts, which go to prove the connection of the defendant with the criminal intent and its execution. The rule is stated in Roscoe's Criminal Evidence 122, "that there should be some fact deposed to, independently altogether of the evidence of the accomplice, which, taken by itself, leads to the inference not only that a crime has been committed, but that the prisoner is implicated in it." Judge Bartlett, in People v. Mayhew (150 N. Y. at p. 363), speaking for this court, observed that the corroborative evidence is sufficient, under the statute in question (Code Crim. Proc. 399), if it tends to connect the defendant with the commission of the crime, and he formulated, upon authority, this rule for the procedure upon the trial, that "if the trial judge is satisfied that there is testimony tending to connect the defendant with the commission of the crime, he is bound to submit the case to the jury, who are the sole judges whether the evidence relied on to corroborate the accomplice is sufficient." This is but just; or, otherwise, if the statute is to be given a narrower construction, the ends of justice might be often defeated. The law, in its humane policy, intends that the life, or the liberty, of an accused person shall not be sworn away by an accomplice, unless the accomplice be so corroborated, as to some material fact, or facts, as that a belief in his credibility becomes reasonable and, therefore, safe to be entertained.

Mr. Justice Gray reviews the evidence and shows that the

crime was committed in his opinion, as claimed by the State, that the death was due to the administration of chloroform as detailed by the accomplice, that the conspiracy was complete between Patrick and Jones to kill Rice. As to the hypothetical question put to Dr. Lee and to the other experts, the language of the opinion is as follows:

In my opinion, justice does not demand that the defendant should have a new trial, unless errors were committed upon this trial in the rulings of the court, or in the charge to the jury, which affected some substantial right of the accused. I shall discuss some of those which his counsel has presented in his argument. Defendant complains of the court's action in compelling him to alter the phrasing of a hypothetical question to Dr. Lee, a medical expert called for the defense, as to the cause of death, under conditions supposed. The question, in resuming the conditions existing prior to death, assumed a congestion of the lungs "that was not exactly co-extensive" and the court ruled that the testimony upon the subject by the physicians had been that the congestion was co-extensive. The supposed condition had reference to Dr. Donlin's testimony, one of the coroner's physicians, and, upon referring to it, we find that, while he did not use the word "co-extensive," he testified that he "found the lungs congested extensively" and, again, that the congestion extended "all over both lungs." Had the court permitted the question to stand, it would not, in the respect mentioned, have been in real, or in substantial, accord with the facts testified to and the jury might have been confused, if not misled. Questions of a hypothetical nature put to experts for their opinion upon a state of facts, which shall aid the jurors in reaching a determination upon the issue before them, must, necessarily, be based upon facts either admitted, or which are in conflict upon the evidence. (Wharton's Crim. Evid. sec. 418; Cowley v. People, 83 N. Y. at p. 476; People v. Harris, 136 ib. at p. 453). Here, the only testimony as to the condition of the lungs after death was given by the coroner's physicians, who had performed the autopsy, and by Professor Witthaus, and it was upon such evidence that the prosecution was relying. The jurors were to weigh in the mental scale their testimony, with other relevant facts. Hence, the question to the expert, for not stating a fact of the autopsy, as to which there was no conflict, was properly objected to. It is clear, beyond cavil, that, if Dr. Donlin was to be believed, he found a congestion of the lungs, which was complete as to the organ; whether it was termed "co-extensive with," or "all over both" the lungs. Under the circumstances, counsel were not at liberty to assume as a fact, in their question to the medical expert, that which had no support in the testimony. Defendant assigns error in the exclusion of conversations between the witness Adams and the deceased, whose intimate acquaintance he was. Upon his examination by the defendant, it was sought to have him state what had been said by the deceased on the subject of cremation, in conversation. The trial court ruled it out as hearsay. I think there was no error in the exclusion, prejudicial to the defendant; for, assuming that the deceased had expressed himself as being in favor of cremation—how would that be material, or relevant, as establishing the genuineness of the supposed letter from him to the defendant; which the latter had with him, on the morning after the death? What was in question was whether, as part of the scheme to obtain the property of Rice, the defendant had forged the latter's name to a

letter to him upon the subject of cremation. If it was true that the defendant had
learned of expressions of preference by Rice for such a disposition of the dead body, that would, at most, suggest a reason for the defendant's fabricating the letter,
through the use of which he might ensure the destruction of bodily evidences of a
homicide. I am unable to perceive the competency of the evidence of these oral
declarations of the deceased to a third person upon the question of the genuineness
of the cremation letter. The prosecution had not introduced the subject upon the
direct examination. It was not offered by the defendant to disprove the forgery by
him of the cremation letter, but, only, to show the views of the deceased.

Exception was taken to the admission in evidence of Jones' attempt at suicide, because of its incompetency, either to corroborate his confession, or to affect
the defendant. I think that it was properly admitted, under the circumstances of
the case, as bearing upon the history of Jones' career, from his first meeting with
the defendant down to his testimony upon the trial as to the elaboration of the
scheme to obtain the property of Rice and as to their joint intention to consum-
mate it by a murder. It tended, at least, to show the continuance of the conspiracy
into which Jones and the defendant had entered. It was the claim of the prosecution that the defendant was privy to the attempt, in the hope of destroying proof
of his guilt. It bore upon the credibility of Jones in testifying that the defendant
had advised their jointly committing suicide and had furnished him a knife for the
purpose. Defendant's counsel conceded its admissibility if the act was in further-
ance of the conspiracy.

It is argued that an error was committed in permitting Jones to testify to
conversations at interviews, when he, the defendant and Mr. House, their counsel,
or Mr. Martin, Mr. House's assistant, were together. In the first place, the portions
of the record pointed out in the brief show, either that the relation of counsel had
not been shown to exist, or that the conversation was conducted between the defendant and Jones, so as not to be overheard by Mr. House; or that the objection
was too general. As matter of fact, the court excluded so much of the testimony of
Jones as was offered to prove admissions on the part of the defendant. When at a
subsequent stage of the examination, Jones was allowed to testify to having told
Mr. House of his having chloroformed the deceased, it was after he had been made
to testify, on his cross-examination, to having made false statements concerning the
death. It was, therefore, no error to allow the prosecution to show by him that, at
a date prior to his statements to the district attorney, he had told Mr. House of
his having administered the chloroform. Furthermore, under the provisions of the
Code, relating to privileged communications between attorney and client (Code Civ.
Proc. secs. 835, 836), the privilege is the client's and when Jones volunteered his
testimony in the case, it was, necessarily, equivalent to an express waiver on his
part, in open court, of any privilege accorded by the statute. It was the expression
of a desire to reveal everything within his knowledge, touching his criminal conduct. But Jones was only allowed to testify to the fact that he had told his counsel
of his own guilt. In the eye of the law Jones and the defendant were distinct per-
sonalities, although connected in a scheme to commit a crime. To permit the extension of the defendant's privilege to invoke the statutory prohibition as to communications between himself and counsel, so as to exclude Jones' statements to the
same counsel, acting for him, would be to stretch the statute beyond the demands of
public policy.

Error is assigned in the exclusion of the testimony of one Trendley, an expert in handwriting, and our decision in the case of Hoag v. Wright (174 N. Y. 36) is invoked by the appellant; a decision rendered since the trial of this case. In that case, an expert in handwriting had testified to the genuineness of signatures after making comparisons with certain standards, and it was held to be competent, upon cross-examination, to test the value of his opinion by submitting spurious signatures to him and by then asking him if he had not, upon a previous trial, after comparisons, pronounced them to have been written by the same hand that wrote the genuine signatures. In this case, Harmon had been examined as a witness for the prosecution. He had been for many years a clerk with Swenson & Sons, the bankers of the deceased. He knew the deceased and had a familiarity with his handwriting, from seeing him write and from handling his checks. He had testified to the spuriousness of signatures of the deceased upon the disputed instruments. The defendant submitted to him certain signatures, purporting to be by the deceased, which were visible only through slits, or openings, made in envelopes, and he pronounced his opinion upon them. One of the signatures, which he had pronounced genuine, had been written, inferentially, by an expert in handwriting. Being called as a witness, this expert was shown the signature, but without the envelope, and he was not allowed to testify about it, or to the effect that he had written it. The court ruled that it was unfair, when Harmon had only seen the signature through an aperture, that Trendley should be allowed to pass upon it, aided by the knowledge that it was upon a blank sheet of paper and, therefore, not a genuine one, but, presumably, one of his own making. It was, obviously, an unfair test and the court did not abuse its discretionary power in the cross-examination. It is to be observed that Harmon was called upon to testify, by reason of his competency to form an opinion from long acquaintance with the handwriting of the deceased and not by reason of his being a professional expert in handwriting, or penmanship. I think the question is distinguishable, upon the facts, from that passed upon in Hoag v. Wright; but were it to be considered as controlled by that case, then the error must be regarded as of negligible importance in view of the mass of expert evidence admitted upon the subject. The defendant could not have been prejudicial; for, clearly, the jury could not but infer, from the questions and the discussion, that the purpose of the defendant was to prove that Harmon had made a mistake in undertaking to testify from comparisons signatures.

Further discussion of the errors assigned by the defendant is needless. That some of the rulings of the recorder were erroneous may be conceded, but none, in my opinion, was of sufficient gravity to justify us in reversing the judgment of conviction. The evidence conclusively established the defendant's guilt and led to the verdict rendered, and, therefore, under the command of section 542 of the Code of Criminal Procedure, we should give judgment, without regard to technical errors, or to exceptions which do not affect any substantial right of the defendant.

He concludes his opinion as follows:

After the entry of judgment, the defendant moved the court for an order granting a new trial, upon affidavits alleging that evidence had been newly discovered, which would have changed the verdict. In addition to the affidavits, there was an oral examination of the affiants before the recorder and the defendant claims that facts appeared which would show that complete immunity had been accorded the defendant's accomplice, Jones; that Doctors Donlin and Williams, who testified concerning the autopsy, had stated to others, after the autopsy, that death had resulted from old age and that no suspicious cause of death had been revealed; that they had been paid by the county for their services to the prosecution in preparing themselves as medical witnesses for the trial and that there was an intimate connection between the proponents of the genuine will of 1896 and the prosecution of the defendant. These allegations, or statements, were met by denials, or explanations, and, upon a consideration of the moving papers and the evidence, the recorder refused to order a new trial. In an opinion, he observed that there was no proof of any evidence of a material character having been newly discovered since the trial; that, substantially, all the matters and conditions now claimed to have been newly discovered were within the knowledge of one, or all, of the counsel for the defendant from the inception of the criminal charge and that the cross examination of the witnesses for the prosecution indicated the possession of knowledge, or that it could have been acquired by use of the opportunities afforded. In this I think that he was quite right. In all of this voluminous part of the record, I find nothing which, if true, was either entitled to be regarded as newly discovered evidence, or, if it might be so regarded, went further than to affect the credibility of Jones, or of the medical, or other, witnesses. As to Jones, and the argument is based, mainly, upon his alleged immunity from prosecution, he, already, stood before the jury as a self-confessed murderer, who had told contradictory stories of the affair and who was not being tried for the crime. It appeared how Jones came, eventually, to make the confession of the facts, which were disclosed in his testimony at the trial, and the jurors had enough of the circumstances before them, with which to weigh his credibility. Furthermore, what is the immateriality of the fact that immunity may have been promised him, when his story had to be corroborated by other evidence connecting the defendant with the crime? As to the physicians Donlin and Williams, it appeared that one of the defendant's counsel knew of Dr. Williams having been at work for the prosecution, but he did not know it was to be paid for. Both physicians presented bills for their services in preparation for, and upon, the trial, which were reduced in amount at the instance of the district attorney's office, and, as reduced, paid by the People. I am unable to perceive the materiality of this fact upon the application for a new trial. The prosecution had the right to employ the services of these physicians to testify as medical experts, in addition to having them testify to the facts of the autopsy. If their services could not, legally, be compensated for, then, it was a matter for the public authorities to inquire into. Dr. Donlin, specifically, denied any conversation with Dr. Williams, in which either had stated that death was due to old age. Their evidence as to the facts revealed by the autopsy was one step in the prosecution; while their opinions as to what the appearance of the vital organs indicated as the cause of death made another step. Their testimony, in the latter respect, was entitled to such force, as the jury chose to give to it, upon considering with the circumstances attending their appearance as witnesses, their experience and the effect of cross-examination upon their statements.

Whether a new trial should be granted to the defendant was a matter within the discretion of the trial court, with the fair exercise of which this court will, and should, not interfere. (Code Crim. Proc. sec. 465, sub. 7, and sec. 466; People v. Buchanan, 145 N. Y. 1, 30; People v. Priori, 164 ib. 459, 472.)

There was no hasty trial and conviction, for the trial occupied ten court weeks and the record fills some 3,000 pages, exclusive of the proceedings upon the application for a new trial. It cannot, fairly, be said that the recorder was lacking in indulgence to the defendant in his rulings and it is not claimed that his charge to the jury was either unfair, or erroneous. So great was the latitude of inquiry allowed upon the application for a new trial that its matter, alone, fills a separate volume of some 1,100 pages. An appeal is not a matter of inherent right; it is one extended to a defendant by the favor of the state. Much must be left to the exercise of the discretion of the court, in which the trial is had, and interference by this court only becomes justifiable where there has been so clear an abuse of that discretion, that we can say that the defendant did not have a fair trial.

In my judgment, the evidence upon which the new trial is demanded would not change the result. It is largely cumulative in its nature and tends, principally, to contradict the former evidence. (See People v. Priori, supra.)

I think no other questions demand our consideration and I find no satisfactory reason for reversing the judgment of conviction.

The head notes of the decision as made by the reporter, E. A. Badell, are as follows:

The people of the state of New York, respondent, V. Albert T. Patrick, appellant

Murder — Sufficiency of Evidence — Corroboration of Accomplice — Corpus Delicti — Forgery — New Trial. The evidence reviewed upon the trial of an indictment for murder charging the defendant with having effected the death of the deceased by means of poison administered by an accomplice, consisting of the latter's testimony, which gave the details of the crime, charged that its commission was induced by the defendant, narrated circumstances tending to show that it was the result of a conspiracy between the defendant and himself to secure possession of the property of the deceased, evidenced by a will in favor of defendant and by various transfers to him of property, all purporting to have been executed by the deceased, but which in fact were forged by the defendant with the aid of his accomplice, such evidence also embracing facts and opinions, expert and lay, tending to corroborate such testimony, and held sufficient to warrant its submission to the jury, and the finding that the testimony of the accomplice was corroborated by proof of independent and material facts connecting the defendant with the crime; and as corroborated, justified the findings that the accomplice with the intent to kill administered chloroform to the deceased; that death resulted from the effects of the chloroform and from no other cause; that the defendant with the intent to procure the death of the deceased, aided, abetted, counseled, advised or procured such accomplice to kill him. The facts particularly considered were those relating, 1, to the corpus delicti; 2, to the corroboration of the testimony of the accomplice; 3, to the various forgeries involved. Also held, that the interests of justice do not demand the exercise in this case of the broad powers conferred by the state upon the Court of Appeals to reverse a judgment of conviction upon the facts and to grant a new trial. In the absence of legal error therefore, affecting some substantial right of the defendant, a judgment entered upon a verdict convicting him of the crime of murder in the first degree, based upon such findings, must be affirmed.

2. Basis for Hypothetical Question. A hypothetical question to a medical expert assuming a congestion of the lungs "that was not exactly co-extensive," when

the testimony shows that the congestion was co-extensive, is properly objected to and justifies the trial court in compelling the alteration of its phraseology.

3. *Hearsay.* Where the issue was whether as part of the scheme to obtain possession of the property, a letter from the deceased to defendant requesting the cremation of his body had been forged, statements by the deceased to an intimate acquaintance who was called as a witness, expressing himself in conversation as in favor of cremation, have no relevancy to the question of the genuineness of the letter, and are properly excluded upon cross-examination.

4. *Competency of Attempt by Accomplice at Suicide Advised by Defendant.* Evidence of an attempt at suicide by the accomplice by means of a penknife, he having testified that the defendant had advised their jointly committing suicide, and had furnished him with a knife for the purpose, some months after the death of the deceased, while both were confined in prison under a charge of forgery, is competent, it tended at least to show the continuance of the conspiracy, to prove an attempt by the defendant to destroy proof of his guilt, and bore upon the credibility of the accomplice in testifying that the defendant had advised suicide and had furnished him with a knife for the purpose.

5. *Admissibility of Conversation at Interviews with Counsel.* Permitting the accomplice to testify to conversations at interviews when he, the defendant, and counsel were together, do not constitute reversible error when the relation of counsel was not shown to exist or the conversation was conducted between him and the defendant, so as not to be overheard by the counsel, or the objection to the testimony was too general, especially when the trial court excluded so much of the testimony as was offered to prove admission on the part of the defendant.

6. *Waiver of Privilege as to Communications to Counsel.* Where, upon the cross-examination of the accomplice, it was shown that he had made false statements to the district attorney concerning the death of the deceased, it was not erroneous to allow the prosecution to show that at a date prior to the statements he had told his counsel, who was also counsel for the defendant, that he had chloroformed the deceased, he being allowed to testify only to the fact that he had told the counsel of his own guilt; the fact that both had the same counsel did not prevent him from waiving the privilege accorded by the statute, and permit the extension of the defendant's privilege so as to exclude his statement.

7. *Comparison of Handwritings.* Where a clerk of the deceased's bankers, who was familiar with his handwriting for many years, had been examined by the prosecution and had testified to the spuriousness of signatures of the deceased upon disputed instruments, and the defendant submitted to him certain signatures purporting to have been made by the deceased, which were visible only through slits or openings made in envelopes and he pronounced his opinion on them, and one of the signatures, which he pronounced genuine, had been written, inferentially, by an expert in handwriting, who was called as a witness, and was shown the signature but without the envelope, but was not allowed to testify about it or to the effect that he had written it, the exclusion of the expert's testimony, even if erroneous, must be regarded as of negligible importance, where a large amount of expert evidence was admitted upon the subject and the jury must have inferred from the questions that their purpose was to prove that the clerk had made a mistake in the comparison of signatures.

8. *Errors Not Affecting Defendant's Substantial Rights. No Cause for Reversal of Judgment of Conviction — Code Cr. Pro. Sec. 542.* Conceding that some of the

rulings of the trial judge were erroneous, they affect no substantial right of the defendant, and, under section 512 of the Code of Criminal Procedure, they must be regarded as technical and a judgment of conviction affirmed.

9. New Trial Upon the Ground of Newly-Discovered Evidence. A motion for a new trial upon the ground of newly-discovered evidence upon allegations that complete immunity had been accorded to defendant's accomplice; that two coroner's physicians, who testified as medical experts concerning the autopsy, had stated to others thereafter that death resulted from old age and that no suspicious cause for death had been revealed; that they had been paid by the county for their services to the prosecution in preparing themselves as medical witnesses for the trial and that there was an intimate connection between the proponents of a will, which if the will alleged to have been forged was valid, was supplanted thereby; and the prosecution, is properly denied where the record shows nothing which if true is either entitled to be regarded as newly-discovered evidence, or if it might be so regarded went further than to affect the credibility of the witnesses, the trial judge denied the motion upon the ground that substantially all the matters and conditions claimed to have been newly discovered since the trial were within the knowledge of one or all of the counsel for the defendant from the inception of the criminal charge, and that the cross-examination of the witnesses for the prosecution indicated the possession of knowledge or that it could have been acquired by use of the opportunities afforded. Whether or not a new trial should be granted was a matter within his discretion, which was fairly exercised, and with which the Court of Appeals will not interfere.

(Argued March 14, 1905; decided June 9, 1905)

Without going into the merits of the prevailing opinion of a majority of the Court, which sustained the conviction and refused a new trial, enough is shown to justify the public belief that such an opinion, by so able a jurist as Mr. Justice O'Brien, concurred in by the Chief Judge and by Mr. Justice Vann, would leave such a doubt in the propriety of the execution of Patrick, as would certainly result either in his pardon or a commutation of his sentence by the Governor if the efforts of Gov. Hill to secure him a new trial or a hearing by the United States Court failed.

The evidence was very voluminous and was read carefully by the editor of this journal in connection with the examination of certain medico-legal questions sent before a select committee of the Medico-Legal Society on some of the questions and discussed by the Court in reaching its decision.

The conclusion was reached, that there was not sufficient evidence to establish, as a fact, that Rice died from the inhalation of chloroform. That his death was due to natural causes. That both the coroner's physicians and the chemists were clearly of that opinion after the autopsy was made, when both were acting as sworn officers of the law, after all of them had seen and personally inspected the lungs, which in case of death by congestion from chloroform poisoning would have been recognized by either or any of them. That the story of Jones was incredible, impossible and a fabrication.

The report made by the committee of the society was seemingly conclusive against the allegation that a crime had been committed at all. The corpus delicti was not established.

The opinion of Judge Gray shows beyond all doubt or question:

1. That he and those of his associates who concurred in affirming the conviction fully believed the evidence of Jones, and that Rice died from chloroform poisoning as the result of what Jones swore as to the details of its administration.

2. Mr. Justice Gray correctly stated the true construction of Section 399 of the Code of Criminal Procedure.

The quotation from Roscoe's Criminal Evidence 122, and the opinion of Barlett, Judge, in People v. Mayhew, 150 N. Y. 353, cited by his honor, states the law as it stands.

But there was no evidence at all from any one that Rice was living when the cone was placed on his face, and there was no presumption that would supply the failure of the proof absolute required by law of the corpus delicti.

3. Judge Gray's opinion shows positively, that those Judges who voted with Judge Gray all believed that Rice had died from chloroform inhalation, and believed that the evidence of Jones as to the details of its administration were as described by him.

4. There was no chemist in New York more competent to detect that congestion of the lung which would result from the inhalation of chloroform than Prof. Witthaus.

There was no coroner's physicians in the United States with a larger post mortem experience than Dr. Donlin.

These gentlemen had been called in, in their official capacity, to determine whether the death of Mr. Rice was due to natural causes.

They not only examined the lungs, but they made incisions in them and it was their sworn duty to have retained them if there was the slightest doubt of chloroform poisoning or sufficient congestion of any kind to even arrest attention or arouse suspicion.

They all consented to replacing the lungs in a body they knew was to be cremated.

The story subsequently formed and framed by the District
Attorney, or those who came into the control of the Rice millions
is incredible. These identical men were employed with the full
knowledge of the District Attorney to convict Patrick and come
into the full control of this enormous estate.

5. Patrick was believed by Judge Gray to have been guilty
of several forgeries. Judge Gray goes into some of the details in
his opinion.

The whole trend of the prevailing opinion asserts in the
strongest terms and in detail the guilt of Patrick of the forgeries.
In the nature of things this must largely have been based on the
evidence of Jones.

He described himself as a forger and as a deliberate murderer, and his own evidence of his guilt as a forger was used as
a corroboration of his fabrication as to the details of the act
which made him a murderer.

The District Attorney procured him immunity and the grand
jury through his influence did not indict him and he escapes conviction, on each of the crimes he deliberately describes.

If Patrick was guilty of forgery the statute fixed the penalty.
It is not death. We do not understand that he was indicted or
tried for that crime. If he had been, is it possible to believe that
he could have been convicted on the evidence of Jones?

Indeed we arise from a careful perusal of all the evidence
and the opinions of the members of the Court with a conviction
that the actual facts of this case are still unknown; still unre-
vealed.

The public sympathy in this extraordinary case must be strongly with Patrick. That Mr. Justice O'Brien's positive opinion, concurred in by the Presiding Judge and Judge Vann, that he did
not have a fair and impartial trial is correct. That there has been
in this case a disregard of the fundamental principles of the common law. That the corpus delicti has not been established.

We concur in the opinion of the *Albany Law Journal*, that
public sentiment would hardly sustain the carrying out of the
death penalty under such conditions.

The final decision of our Court of Appeals is the arbiter
which should control, but it would, of course, not bind the Governor, or the Executive as to the exercise of the pardoning
power.

It seems clearly impossible that public sentiment would con-

cur in the propriety of the execution of Patrick, if the efforts of
his counsel are unsuccessful in the tribunals.

The medico-legal questions arising in the case of Patrick, convicted of the murder of Rice by alleged inhalation of chloroform

By M. CLARK BELL, New York.

At the November meeting, 1904, of the Medico-Legal Society
an application was made by an officer and member of the Society,
to submit some questions that had arisen in a case then pending
where an accused had been convicted and was then in prison
under sentence of death, in which the conviction was based on
evidence of witnesses as to the congestion of the lungs presenting
the appearance of death by poisoning.

That it now appeared that the body of the dead man had
been handled by an embalmer, who had injected the embalming
fluid into the veins and arteries before rigor mortis had intervened,
but the lungs were not preserved at the autopsy.

That it became an important question as to how far the condition or congestion of the lungs, after this embalming process,
had been caused by this injection of the embalming fluid.

That he had been called in by the accused, who had prepared a
statement of the undisputed facts, and that he desired the opinion of
the Medico-Legal Society upon the medico-legal points presented.

That an appeal to the Court of Appeals from his conviction
was pending, but that this question was not raised on the trial
by his counsel.

The chair said that the Society had three methods of considering questions of this character:

1. To submit them to the Permanent Commission, which had
been created to pass on such cases and was composed as follows:
legal—Clark Bell, Esq., of New York; Judge Charles G. Garri-
son, of New Jersey; Judge L. A. Emery, of Maine; medical—
Geo. L. Porter, M. D., of Bridgeport, Conn.; Nicholas Senn, M. D.,
of Chicago; Prof. Victor C. Vaughan, of Ann Arbor, Mich.; or to
refer it to the Executive Committee of the body with power; or
refer it to a select committee to examine and report to the main
body; and asked the pleasure of the Society.

After discussion, it was moved and carried that the application be referred to a select committee, to be named by the chair,
to examine into the facts with full power and authority to take

evidence and hear witnesses and to make their report on the medico-legal question presented to the Society with all convenient speed.

The question was carried and the chair announced that he would name a suitable committee at an early day.

That the president after considerable difficulty completed the formation of the committee and the statement of facts which he had prepared after an examination of the printed case on appeal, which had been furnished to the Medico-Legal Society by Hon. David B. Hill, of counsel in that case.

The submission was as follows:

Medico-Legal Society, Office of the President,

New York City, 1905.

To Dr. A. P. Grinnell, No. 500 Fifth Avenue, New York City, Chairman of Select Committee, named to investigate the effect of the embalming process on congestion of the lungs before rigor mortis without withdrawing the blood from the body.

Gentlemen:

The following questions are submitted to you for examination and report, based on the following statement as to facts:

Mr. Patrick was tried and convicted on an indictment charging murder in the first degree, by the administration of chloroform by inhalation, through the agency of Mr. Jones, valet of Mr. Rice, an aged and wealthy man in whose employ Jones served as valet, and who had been directed, as was alleged, by Patrick to commit the crime. An appeal to the Court of Appeals is now pending from that conviction.

The evidence of Jones, who turned State's evidence, as to the administration of the chloroform will be submitted to you from the record on appeal, or abstracts from the same, showing the history of the administration, as shown to the jury.

The body was embalmed by a professional embalmer about two hours after death by the arterial process, no blood at all being taken from the body.

A single incision was made in the right brachial artery underneath the armpit, and followed by the injection of an embalming fluid containing formaldehyde gas in solution. The solution employed was that known as the "Falcon", manufactured by the Max Hoemeke Chemical Co. Please also consider the manner of embalming the "cavity" and its effect on the case.

The embalming process was conducted by one John S. Potter, employed by Charles Plowright, the undertaker.

The evidence of the embalmer from the printed case, or an abstract of it, will be submitted to you.

The autopsy was made by two coroner's physicians, Drs. Williams and Donlin, forty-three hours after death, in the presence of a professional chemist and expert, Dr. Witthaus.

The autopsy as made, from the evidence as contained in the printed case on appeal, and the evidence of Drs. Williams and Donlin and the chemical expert, Dr. Witthaus, will be submitted to you from the printed case, or abstracts of the same.

A single lengthwise incision was made in each lung, and the evidence will be laid before you, as given by the witnesses before named.

The body was cremated, the lungs not being taken out by the coroner's physicians. The chemist took the viscera for chemical examination, except the lungs, which he left in the body and they were cremated with it.

The testimony of all these witnesses and all the evidence in the case, from the printed case on appeal will be submitted to you, or abstracts from the same, on all the questions bearing on the inquiry.

The Prosecution contended that the death resulted from the administration of chloroform, on the evidence of the witnesses above named, and other evidence.

The Jury found a verdict of guilty on the evidence above referred to, and without reference to any congestion of the lungs from the embalming process, based on the condition of the part as seen, and without any claim or assertion that the embalming process would affect the lungs.

The questions submitted to you are as follows:

1. Would the embalming of a human body by the arterial process with the "Falcon" solution, two hours after death before rigor mortis had set in, as described by the witnesses in this case, produce a congestion of the lungs, similar in appearance and character to the condition produced by poisoning by chloroform inhalation?

2. Would an embalming process two hours after death by the arterial process as described, before rigor mortis, without removing the blood, as described by the witnesses in this case, produce any congestion of the lungs, and how far would it resemble the condition of the lungs produced by the administration of chloroform?

3. Would the condition of the lungs as described in this case, indicate the cause of death, and to what extent, and describe how would the congestion of the lungs after such an embalming process resemble or differ from that condition, which would be conclusive proof of death resulting from poisoning by the inhalation of chloroform?

4. If the finding of the Jury, that the cause of death was due to the administration of chloroform, based on the medical and other expert testimony given in this case, and herewith submitted to you, please report what effect the embalming process, as shown herein, would have on the body and lungs, where none of the facts of the embalming was explained or shown to the Jury?

5. To what extent would the condition of the body, the viscera and the lungs be affected by the embalming of the body, as described herein, and what would be that condition if the death was not produced by the inhalation of chloroform?

6. If chloroform had been administered, as shown by the accomplice Jones in this case, what in your opinion would have been the condition of the body, viscera and lungs after the embalming process described had been used?

7. Would the medical witness be able to discriminate from the post-mortem condition between the administration of chloroform as a cause of death or as the result of the embalming process? Or what reliance could be placed on the medical witnesses, who based their opinion as to the administration of chloroform as the cause of death, and who did not take into consideration the fact that the body had been embalmed as described by the evidence?

8. Please report as to the result of your examination of all the medical and

other evidence bearing on the issues submitted to you, the actual cause of the death of the deceased Rice and the reasons on which your opinion is based.

9. If you are unable to report the actual cause of death from the evidence state why and give the reasons.

10. If in your opinion the cause of the death is uncertain, or doubtful, report fully your views and reasons therefore.

11. State whether, from all the evidence, the death of Rice resulted in your opinion from the administration, or inhalation, of chloroform, and the reasons and basis of your conclusions.

The Medico-Legal Society in consenting to take up the case at the suggestion of a member, who is interested for the defendant as counsel, distinctly disclaims any interest pro or contra in the case and will only consider it with strict impartiality and not in the interest of the defendant, nor of the prosecution. It will only pass upon the medico-legal questions involved.

The Committee in the consideration and decision of the questions submitted should eliminate from their minds all questions respecting the guilt or innocence of the defendant, or the bearing of their opinion on the case in the Courts.—The simple scientific medico-legal question is intended to be presented, without reference to the result of their opinions and considered only in the scientific phases presented.

If any gentleman named on the Committee is in anyway interested in the trial, either for the defendant or the people, he is requested not to serve so that the action of the Committee may be of value to medico-legal science and be creditable to the fair fame of the body which submits it to your consideration.

Make the report in writing and if all do not agree on a report let each member have the right to present individual views.

You are empowered by the Society to take such additional evidence from any source you deem reliable as to the questions submitted, either under oath or on the voir dire of competent persons.

You may conduct the examination and the researches you think necessary in such manner as you deem best, and you may take the written opinions of competent experts at a distance if you believe it will aid you in reaching the truth.

Any three of your members may constitute a quorum, and if any vacancies occur in your member notify the President and the vacancy will be filled.

Please make an early report.

Respectfully,

CLARK BELL,
President

The select committee appointed by the chair is composed as follows:

A. P. Grinnell, M. D., chairman, 500 Fifth Avenue, New York; Prof. H. S. Eckels, 2005 Market Street, Philadelphia, Pa.; Hon. W. H. Francis, 758 Broad Street, Newark, N. J.; Justin Herold, M. D., 325 East 87th Street, New York; James Moran, M. D., 345 West 58th Street, New York; Valdemar Sillo, M. D., 406 West 57th Street, New York.

The president advised the district attorney of New York

County, where the trial was had, of the action and advised him of the time and place of meeting of the committee and invited him to be present, and to correct any error or omission, if any existed, in the statement submitted by that officer to the committee, and extended the same invitation to Mr. Jas. W. Osborne, Esq., who had tried the case for the people on which the conviction had been held, as a matter of courtesy.

The committee reported to the Society at the meeting of February 15, 1905, as follows:

To the President and Members of the Medico-Legal Society of New York.

Your Committee, appointed through the President of this Society to investigate the effects of the embalming process on congestion of the lungs, before rigor mortis, without withdrawing blood from the body, beg leave to report.

The Committee were informed that an hypothetical case would be presented, but we well understood that the case of the People vs. Patrick, which had been tried in the Criminal Court of New York in 1902, where it was alleged that a murder had been committed by the administration of chloroform and that, upon evidence produced at that time, had resulted in the conviction of Patrick for murder in the first degree, followed by sentence of death, would be used as a text in the so-called hypothetical case and from a review and study of this case must depend our findings and upon which we would rely in forming conclusions regarding the true cause of death.

The following questions and general statement bearing upon the facts presented at the trial of Patrick were furnished by our President.

[Here follows the statement of facts as submitted to the Committee by the President of the Medico-Legal Society.]

The Committee have, in compliance with the provisions contained in the above instructions, received and reviewed all the testimony as recorded.

We have also entered into a general correspondence with the most distinguished bacteriologists, pathologists, embalmers and authors upon subjects connected with this branch of science.

We have experimented upon animals, cadavers, noting with great care the appearance after death of the lungs and other portions of the body and used in confirmation of the different tests, employed different methods and material used where bodies are to be preserved by the embalming process.

We have read all the testimony from the official records which bear in any way upon the medical aspect of the case, leaving out all considerations of a legal character or such evidence touching upon the motives, intents, or other matters not relating to the case from a purely scientific or medico-legal point of view.

In order that the Committee should be in possession of all facts pertaining to the case upon which the hypothetical one was based, a letter was forwarded to the District Attorney's office and to the lawyers conducting the prosecution of the Patrick case, inviting them to appear before the committee either in person or by representative and furnish the Committee with any information which would aid the committee in making up complete and truthful answers to the questions propounded.

The investigation as conducted by your Committee begins with the first ac quaintance of Dr. Walker Curry with William M. Rice and his subsequent professional relations with the deceased up to the time of his death.

William M. Rice, the deceased, was examined April 10th, 1900, by dr. Walker Curry, who found him suffering from a weak and slow action of the heart; his pulse was only 54, soft and compressible; he had dropsy in the lower limbs from the knees down and so swollen were his feet that he had always to have his shoes made expressly for him. He was 84 years of age. He had cyanosis or blueness of the face.

On September 8, 1900, he became greatly depressed on account of business troubles, which produced great mental strain, and his pulse then increased to 60, but was soft and weak.

On September 13th, the doctor was of the opinion that with his weak heart and mental worry he might die any time. On September 15th, he eat nine bananas at one time, about half of which were baked and half were raw. He had diarrhœa during the night with eleven stools.

On the 20th, he ate a quantity of eggs, and vomited incessantly for two or three hours.

On Saturday, September 22nd, the day preceding his death, and up to the time of his death, he suffered from a mild intermittent delirium, and there is some evidence as to his having some trouble about urination.

On the 21st the doctor's attention was attracted to his breathing. His respiration was about 24 to the minute, with a deep inspiration every minute as if in want of air. This condition continued to the day of his death.

Examination on the 21st and the next day did not disclose any congestion of the lungs, nor did the doctor detect any when last he called at 11 A. M. on Sunday, the day of his death.

The doctor was called in about eight o'clock Sunday night, September 23, 1900, and found Mr. Rice dead, and apparently dead about three minutes.

He made two careful examinations and observed no odor or other evidence of chloroform or of asphyxiation. He gave a certificate that death was due to old age, weak heart, diarrhœa and mental worry.

An undertaker came immediately and the body was embalmed about two hours after death.

Both the arterial and cavity process were employed substantially as follows: The embalmer made an incision into the brachial artery in the upper right arm, into which he injected a colorless liquid fluid containing formaldehyde gas in solution, the «Falcon» brand, to such an extent that the embalmer swore that «the blood was driven out of the arteries, around and back to the heart and through a large channel (obviously the pulmonary artery) connecting the heart with the lungs. He swore that he made but a single incision into the vascular system in this process and that he took no blood from the body at all. This is to be borne in mind because ordinarily the blood is withdrawn through a vein tube inserted into the basilic vein, penetrating to the upper vena cava.

After completing the arterial process the embalmer did the «Cavity» work as follows: with a hollow needle he penetrated the abdomen and punctured the intestines and ejected through such a needle a quantity of embalming fluid, thus disinfecting the contents of the intestines.

Forty-three hours after death an autopsy was performed by the Coroner's Physicians Donlin, Williams, and Dr. Witthaus, the chemist and toxicologist.

Coroner's office City and County of New York Autopsy

«An autopsy performed on the body of William M. Rice at Morgue on the 25th day of September, 1900, at 3 o'clock P. M., about 48 hours after death, by E. J. Donlin, M. D., Coroner's Physician, revealed:

"Inspection — Body emaciated; rigor mortis slight; small abrasion of back just to right of one lumbar vertebra; sutured wound at upper third of right arm (inside) P. M.; sutured wound of abdomen about 2 1/2 inches to right of umbilicus, P. M.

"Abdomen — Contained about a quart of embalming fluid.

"Left lung congested and œdematous — Right lung same and a small area of consolidated lung tissue about the size of a 25-cent piece in lower lobe.

"Heart — Pulmonary and aortic orifices slightly contracted.

"Liver — Firm, otherwise normal.

"Kidneys — Firm, capsules not adherent, surfaces granular, markings fairly distinct, and a number of small cysts. Pelvis R. K. dilated.

"Brain — Œdematous and pale. Bladder contained about five ounces of urine. Stomach empty. Colon slightly congested and contained a pale pasty and lumpy fæces. Small intestine contained small quantity of bile stained fluid.

"Cause of death.

"Signed: E. J. DONLIN, M. D.,
"Coroner's Physician.,,

Subsequently Charles F. Jones, who was referred to as valet Jones, and who was deceased's sole attendant, testified that on Sunday afternoon, September 23, 1900, the day of Mr. Rice's death, the latter insisted upon getting out of bed and sitting by an open window in his underclothing; that he talked for some time and refused to return to bed, but finally arose to go but could not do so on account of weakness; that Jones picked him up and carried him to his bed; that he seemed dazed and talked irrationally and that he then went to sleep, lying on his back and did not ever after change his position; that several hours after, about eight o'clock, Jones took a face towel and wrapped it about his hands in a cone shape and pinned it; that he then inserted into the cone a small sponge; that he then poured upon the sponge about one and a half or one and three-quarters ounces of chloroform; that he then set the base of the cone upon Mr. Rice's upturned face, covering his face and nose, staying only long enough to balance it in position, that he then noticed no movement upon the part of Mr. Rice; then he hurriedly left the room, shut the door and remained outside thirty minutes, after which he returned and found Mr. Rice in the same position, with the cone balanced as he had placed it; that he then took the cone, consisting of the towel and sponge, and put it in the kitchen range, where there was no fire, and touched a lighted match thereto, and that it burned up quickly like oil.

The questions submitted to you are as follows:

1. Would the embalming of a human body by the arterial process with the "Falcon" solution, two hours after death before rigor mortis had set in, as described by the witnesses in this case, produce a congestion of the lungs, similar in appearance and character to the condition produced by poisoning by chloroform inhalation?

The embalming could not produce a congestion of the lungs, or any part of the body, because a true congestion is a condition only found as a result of disease or injury occurring in a living person. But the condition found, after embalming, to the ordinary observer or to the naked eye, is so like a true congestion that a microscopical or bacteriological examination would be required to distinguish between them. Therefore, the answer to this question would be, "Yes."

2. Would an embalming process two hours after death by the arterial process as described, before rigor mortis, without removing the blood, as described by the witnesses in this case, produce any congestion of the lungs, and how far would it resemble the condition of the lungs produced by the administration of chloroform?

The embalming of the body by the arterial process, as described by the witness in this case, does produce a condition or appearance similar to a congestion caused by chloroform inhalation or other irritating substances, but differs in one essential way, viz. That the embalming fluid reaches both the pulmonic and systemic circulation; or, in other words, the embalming fluid passes through the pulmonary artery and engorges the parenchyma of the lungs, and also through the bronchial arteries, to all parts of the lungs where nutrition is sustained, thus causing congestion, so-called, to all lung structures.

Therefore, it could not be determined, upon autopsy as described in the evidence, whether the condition found depended on the effects of chloroform inhalation, or upon the embalming fluid, either or both.

3. Would the condition of the lungs, as described in this case, indicate the cause of death, and to what extent, and describe how would the congestion of the lungs, after such an embalming process, resemble or differ from that condition which would be conclusive proof of death resulting from poisoning by the inhalation of chloroform?

It would be impossible, from the findings of the Coroner's Physician at the autopsy, as appears in the testimony, to have determined the cause of death from the appearance of the lungs alone, — owing to the fact of every and all portions of the lungs being filled with embalming fluid associated with œdema (dropsy) making it impossible to dis-associate the embalming fluid from chloroform, or its effects, if present.

Or, in other words, there was nothing found in the lungs per se which would indicate or be conclusive proof of the cause of death.

4. If the finding of the Jury, that the cause of death was due to the administration of chloroform, based on the medical and other expert testimony given in this case, and herewith submitted to you, please report what effect the embalming process, as shown herein, would have on the body and lungs, where none of the facts of the embalming was explained or shown to the Jury?

An answer to this question involves the Committee in expressing an opinion respecting how far the Jury would be able to decide the question of the cause of death as depending upon the inhalation of chloroform, when it (the Jury) had no knowledge of embalming fluid having been used, or in the event of their knowing it, how could the Jury be able to say that death was actually caused by chloroform alone. The Committee are not called upon to estimate the value or ability possessed by the Jury in coming to a conclusion respecting the cause of death, formed upon the medical testimony introduced, but the Committee fail to see how any Jury could arrive at a conclusion regarding the cause of death without fully considering the fact of chloroform inhalation and the presence of embalming fluid being associated together as important factors in the case.

5. To what extent would the condition of the body, the viscera and the lungs be affected by the embalming of the body as described herein, and what would be that condition if the death was not produced by the inhalation of chloroform?

From the evidence in this case, "the body was well embalmed," that is, every organ (viscera) and tissue of the body contained embalming fluid, and all portions of the body, when exposed to the air, gave off a strong odor of formaldehyde gas. The effect of embalming fluid upon all portions of the body, whether associated with the administration of chloroform or not, would be if remaining in the body long enough to bleach the tissues. (Testimony of Williams.)

We are unable to state that the appearance of an embalmed body would be, in any way, different where death resulted from inhalation of chloroform than would be found where death resulted from other causes.

6. If chloroform had been administered, as shown by the accomplice Jones in this case, what, in your opinion, would have been the condition of the body, viscera and lungs after the embalming process described had been used?

It is assumed, not proven, that the deceased was living when the chloroform was administered by Jones. But, assuming that the deceased was living at the time the chloroform was administered, then the appearance of the body would not furnish sufficient evidence of death having occurred from chloroform, because all portions of the body were infiltrated with embalming fluid, and to isolate one from the other, by the appearances found in establishing the true cause of death, would have been impossible.

7. Would the medical witness be able to discriminate from the post-mortem condition between the administration of chloroform as a cause of death or as the result of the embalming process? Or what reliance could be placed on the medical witnesses, who based their opinion on the administration of chloroform as the cause of death, and who did not take into consideration the fact that the body had been embalmed as described by the evidence?

It would be impossible for anyone to discriminate, from the post-mortem appearance, between the administration of chloroform as a cause of death, or as the result of the embalming process, as stated in the evidence.

No one could truthfully have stated that death was wholly caused by the inhalation of chloroform from appearances as presented at the autopsy, because of the presence of embalming fluid, and further, because chloroform was not found by chemical tests.

No reliance could be placed upon the conclusions formed, or opinion expressed by a witness, respecting the cause of death as shown in the lungs to be from chloroform or any other cause, without taking into consideration the fact of the body having been embalmed.

8. Please report as to the result of your examination of all the medical and other evidence bearing on the issues submitted to you, the actual cause of the death of the deceased Rice, and the reasons on which your opinion is based.

The certificate of death, as furnished by Dr. Curry and issued two hours after death, read as follows:

"Death was due to old age, weak heart, diarrhoea, and mental worry."

From the testimony of Dr. Curry, it appears that the deceased had been under his professional care for about eight months preceding his death, and during all this time Mr. Rice was suffering from old age, weak heart, indigestion, and diarrhoea at intervals, mental worry, and oedema (dropsy) of the lower extremities,

At 11 A. M., on the day of Mr. Rice's death, and about eight hours preceding it, Dr. Curry found him suffering from practically the same symptoms as above described, with the addition of increased frequency in respiration, some intermittent delirium, and the conditions heretofore noticed as somewhat aggravated.

At 8 P. M., same day, the doctor called and found Mr. Rice dead, and apparently had been dead thirty minutes. No odor of chloroform was detected by him throughout the room, or on close inspection of the body, and no evidence of asphyxiation. Very shortly following this examination of the deceased, Dr. Curry issued the certificate, as above stated. From all the testimony bearing upon this phase of the case, including the evidence of Jones and the findings of the coroner's inquest we have no reason for changing the certificate of death as issued by Dr. Curry, and upon which the coroner permitted the cremation of Mr. Rice's body.

9. If you are unable to report the actual cause of death from the evidence state why and give your reasons?

We are satisfied, from a review of all the evidence, that the deceased Rice died from old age, weak heart, immediate effects of indigestion, diarrhœa, œdema (dropsy) of the lungs, cerebral anemia and mental worry or in other words from the condition contained in Dr. Curry's certificate of death and upon which the authorities permitted the body to be cremated.

10. If, in your opinion, the cause of the death is uncertain, or doubtful, report fully your views and reasons therefor.

We, as a Committee, are agreed as to the cause of death, and entertain no doubt respecting the truthfulness of the statements embodied in the certificate of death, as made out by Dr. Walker Curry.

11. State whether, from all the evidence, the death of Rice resulted, in your opinion, from the administration, or inhalation of chloroform, and the reasons and basis of your conclusions.

The Committee are agreed, after carefully analyzing all the medical and other evidence furnished upon this case, that Mr. Rice did not die from chloroform poisoning, and furthermore, that no chloroform was administered by Jones, as stated by him, to Mr. Rice while the said Rice was living, because it would have been impossible for the towel cone containing chloroform to remain unsupported upon the face of Rice, while asleep. It is also the opinion of the Committee, without exception, that no chloroform was ever administered to Rice by Jones, as stated by him because it would have been impossible not to have detected the odor of chloroform either in the room occupied by the deceased or from the body, as the amount of chloroform employed, as alleged, would have saturated the beard of deceased and retained the odor for many hours, however thoroughly the apartments may have been ventilated. The testimony of Jones, that a lighted match applied to the towel containing about two ounces of chloroform was followed by a blazing up quickly like oil, is absurd, because in an experiment performed by us in like manner, it required over fifty minutes to consume the towel.

The answers herein contained to the several questions propounded are necessarily condensed, but they represent the conclusions reached by the Committee after a great deal of research and upon reading a mass of evidence given at the trial, upon the statements of authors in this branch of science, upon individual experience and experiments, and upon answers to the questions furnished and forwarded to us by experts who are engaged in this line of scientific investigation.

As Chairman of the Committee, I respectfully beg to acknowledge the servi-was rendered by all the members of the Committee in securing evidence to be used in formulating answers to the questions propounded, and I congratulate the Society upon being so fortunate in its selection of so many gentlemen of distinction, who have, through their efforts, solved a scientific problem, the value of which cannot be estimated, and, without such assistance, your Chairman would have been helpless in satisfying this Society's expectations.

Respectfully submitted,

A. P. GRINNELL, M. D.,
Chairman of the Committee
300 Fifth Avenue, New York City.

W. H. FRANCIS,
HOWARD S. ECKELS,
JAMES MORAN,
JUSTIN HEROLD,
VALDEMAR SEELIG,

Members of Committee.

The report was received and discussed by the members of the Society and was unanimously adopted.

The following is a copy of a letter addressed to the district attorney of New York County, inviting him to be present before the Committee at its session:

This invitation was sent to show that the Medico-Legal Society was endeavoring to conduct its labors impartially, and to correct or supply any errors in the statement of facts as submitted, and to give opportunity for that official or his associates to be heard if deemed necessary or proper to correct any fact or statement submitted.

In the matter of the People vs. Patrick

Office of the President of the New York
Medico-Legal Society, 80 Broadway, N. Y.
New York, February 10, 1905.

To The Hon. William Travers Jerome, District Attorney, New York County:

My Dear Sir:—I have the honor to enclose a copy of statement and questions I have submitted as President of the Medico-Legal Society to a select committee, appointed under the vote and authority of the Society to investigate and report a case submitted to them upon a brief statement of facts, which I have derived from an inspection of the case on appeal to the Court of Appeals now pending.

The select committee will hold its first session on Saturday, February 11, at the office of its chairman, Dr. A. P. Grinnell, 500 Fifth Avenue N. Y., at 4 o'clock P. M., at which you are invited to be present.

I do not think the Committee will allow counsel to take part in the investigation, but will consent that you and the counsel for Patrick be permitted to hand in such written brief or statement as you may see fit bearing upon the questions submitted to them.

If I have accidentally made any misstatement of fact in the case, or have omitted any facts which you deem of importance to have me submit to the Select Committee, I would feel greatly obliged if you will furnish me with a statement of the same.

The Medico-Legal Society, in considering the questions involved, is acting in the discharge of what it regards as its duty in cases of this character and has no interest whatever outside of the scientific discussion and decision of the medico-legal questions involved.

As there are several members of the Committee and the expert testimony is very voluminous, it would greatly facilitate the Committee in the discharge of its labor if you could furnish me with an additional copy of the printed case on appeal, as I have only one copy for the use of the whole Committee.

I suppose a copy or two copies of the printed case used in the Appellate Division would be as serviceable if you have not one to spare of the printed case in the Court of Appeals, assuming that the evidence in the printed case in the Appellate Division would be identical with that in the pending appeal.

I remain, Sir, with high consideration,

Very faithfully yours,

CLARK BELL.

As Mr. James W. Osborne had tried the case as counsel for the people, the president sent him in the same feeling a copy of the statement and of the letter sent to Mr. district attorney Jerome, with the letter of which enclosed is a copy:

President of the Medico-Legal Society.
Office of the President of the Medico-Legal
Society, 39 Broadway, N. Y.
New York, February 10, 1905.

James W. Osborne, Esq., 27 William Street, New York City, N. Y.

My Dear Mr. Osborne:

I have sent a letter to the District Attorney of which I enclose you a copy on the assumption that you may still be interested in the case of Mr. Patrick and I send it to you as a matter of courtesy.

If you could send me a copy of the printed case on appeal for the use of the Select Committee I should consider it a great favor.

Faithfully yours,

CLARK BELL.

No objection or suggestion of any error in the statement of facts was received by the president from the district attorney or his counsel who tried the case for the people.

*

Discussion of the Committee on the medico-legal questions of the report arising in the case of Patrick, by prof. HOWARD S. ECKELS, of the Philadelphia School of Embalming.

The president, at the February meeting of the Society, reques-

led Prof. Eckels to submit for the discussion, explaining more in
detail the embalming process and his personal views on the questions submitted to the full committee, that related to the effect of
embalming upon the body itself, as to the condition of the lungs,
as produced by the embalming process, to make the subject more
readily understood by the members of the Society.

Prof. Eckels said:

By request of the Hon. Clark Bell, President of the Medico-Legal Society, as
one of the select committee upon the scientific medico-legal question submitted for
examination upon a statement of facts:

"Would the embalming of a human body by the arterial process set with a for-
cous fluid, two hours after death, before rigor mortis had set in, produce a congestion of lungs, similar in appearance and character to the condition produced by
poison, chloroform inhalation?

"Second, Would the embalming process two hours after death by the arterial process as described, before rigor mortis, without removing the blood, as described, produce any congestion of the lungs, and how far would it resemble congestion of the lungs produced by the administration of chloroform?

These are two questions in my domain, as I have devoted much of my
life to the study of chemistry and to the theory of embalming in its chemical and physical aspects, from a scientific standpoint. It is my business to manufacture the chemicals and to instruct upon the proper uses of the same. I have
embalmed several thousands of bodies and appreciate the necessity of a scientific
knowledge of the subject. Have founded the Philadelphia Training School for Embalmers and for more than six years have been principal instructor in this college
and delivered more than a thousand lectures to my students. I have performed
many autopsies in the course of my study and teaching, wrote a book, prepared charts
and made countless experiments as to the chemical and physical effects of the
embalming process which I trust will qualify me to speak as some having authority.

(1) The vascular system comprises all of the blood vessels of the human body. This vascular system is divided into numerous circulatory systems, two of which
particularly interest us at this time; first, the systemic circulation; second, the pulmonary circulation.

The heart, being the motive power during life to force the blood from the
left side, pumping the arterial blood into the aorta, the largest artery of the systemic circulation, which with its branches and sub-branches conveys the blood to
the capillaries all over the body, and thence returning this blood through the numerous veins back to the right side of the heart, which pumps this venous or impure blood through the pulmonary artery, to its branches and into the capillaries
in the lungs, the same being conveyed through the pulmonary veins back to the
left side of the heart, thus completing the circulation.

(a) The vascular system is capable of containing several times the quantity of
blood normally found in the body.

(b) The vascular system is naturally contracted, being filled only with varying
quantities of blood.

(c) Blood circulates by being pumped by the heart.

(d) Quantity of blood in different portions is varied by muscular contraction and relaxation of arteries influenced by the nervous system.

(e) At death general relaxation of the vascular system increases its size. This being followed by rigor mortis, a rigidity which is due to coagulation of myosinogen and paramyosinogen by fibrin ferment which causes a contraction of the arteries and tissue, which to some degree empties the arteries and also the capillaries collecting the blood into the veins, the largest portion of the same being driven by muscular contraction into the vena cava and to the right auricle of the heart through the tri-cuspid valve in the right ventricle of the heart, from thence through the semi-lunar valve, the pulmonary artery and its branches into the capillaries of the lungs, which frequently produces a congestion of blood in those organs. Gravitation likewise drains blood from the head, neck and shoulders through the jugular veins into the innominate veins and into the vena cava, just as the blood by gravitation drains to some of the dependent portions of the body and is known to medico-legal science as «Cadaveric Lividity» or «Suggilation» and on the lower surface of the body may produce a discoloration in appearance to a bruise.

4) The embalming process briefly described

(a) Incision in the brachial artery.

(b) Injection by means of force pump of embalming fluid.

(c) Ramifies throughout original arterial system and is checked in yielding at the heart by the semi-lunar valves.

(d) When filled, hydraulic pressure begets on blood contained in the capillaries throughout the systemic circulation and circulation continues in the normal course.

(e) The shortest circulation is through the coronary arteries direct from the aorta through the tissues of the heart, through the short coronary veins into the right auricle of the heart into which the blood is forced, followed by a continuous percolation of embalming fluid which mixes with the blood passing through the right auricle.

(f) The embalming fluid flows likewise through other branches of the aorta the first ones being the bronchial arteries which conveys pure arterial blood, ramifying throughout the lungs for the nourishment of the tissue of the bronchial tubes and lungs, forcing the blood and embalming fluid partly through the pulmonary or functional circulation of the lungs with which there is a common union and partly through the bronchial veins and connections into the right auricle of the heart.

(g) In the meantime the blood all over the body is being forced from the capillaries and veins towards and into the right auricle of the heart and as the column of blood passes through the right auricle it mixes with the embalming fluid that has completed its shortest circulation from the aorta through the coronary and bronchial arteries and their connections above specified.

(h) This mixture of blood and embalming fluid is forced through the right ventricle and thence through the pulmonary artery and its branches into the functional circulation of the lungs, thus producing an engorgement of the lungs with blood.

(i) The embalming fluid reaches and saturates the lungs throughout (1) bronchial arteries direct (2) a mixture of blood and embalming fluid through the right auricle from the completion of the shorter systemic circulation, the bronchial and coronary arteries through the tissue they supply with purified blood, to the veins which empty it into the right auricle of the heart and in addition (3) owing to mixture when flowing through the systemic capillaries and these long cells, every part of the body is thoroughly embalmed as the fluid transudes through the thin and porous walls of the capillaries into the tissues in every part of the body.

5. The chemical aspect. The action of the embalming fluid causes the red blood corpuscles to elongate, flatten out, and finally disintegrate and thus allow the coloring substances, haemoglobin, haematoglobulin, haematocrystallin, which render upon the blood its red color, in the presence of an astringent fluid acts upon the tissue, thus coloring or staining it. (a) Blood is disorganized by chemical effect of fluid. (b) Tissues are affected and shrunken. (c) Crystallization of embalming fluid takes place in tissues and solidifies them.

6. The physical effect. (a) Revolution in vascular system. (b) Blood transudes from rest of the body into the pulmonary circulation of the lungs. (c) Removes simple congestions from the body generally. (d) Heightens and obscures pre-existent lung congestion.

7. Late experiments by me. (a) Opened thoracic cavities of three bodies conserving the circulation. (b) Made brachial injection and witnessed operation of the circulation of the blood, collecting in the superior and inferior vena cava, filling the right auricle of the heart. (c) Filling the right ventricle of the heart. (d) Filling the pulmonary artery with blood. (e) On subsequent incision lung showed engorgement throughout.

8. From experiments can positively prove that where operation of arterial embalming has been performed, no opinion can be safely given by the medico-legal expert, which does not take into account the revolution in the vascular system as above stated.

9. As to the Patrick case assuming that: (a) The body was, three hours after death, well embalmed through the brachial artery. (b) That as no blood was taken out of the body, that the autopsy disclosed; (c) That there was very little blood in the body; (d) That the lungs were congested — all over both lungs — that is engorged with blood, I positively assert that such condition was unquestionably the legitimate and usual consequence of embalming, and ought not to be considered as proof of a wrongful death, any more than the chemicals introduced by the embalming fluid are to be taken as evidence of poison.

10. Assuming that the autopsy disclosed a small consolidation of lung tissue about the size of a twenty-five cent piece in the lower right lobe, in the absence of other evidence I would attribute that consolidation to the effect of the embalming fluid.

I will say that these statements are not mere theories of mine, but are laid down by the leading physiologists of the world. However, I have proven them myself by numerous experiments and can demonstrate them by actual performance at any time.

The president requested Prof. Eckels to submit with his explanation and remarks the data of the cases to which he had referred.

The following cases were submitted, in none of which death had resulted from any disease of the lungs:

Case No. 1. — Man, apparently 33 years of age, height 5 feet 9 inches, weight 170 pounds, dead eight hours when embalmed, injected into the brachial artery, having exposed to view the anterior lobe of each lung, the heart, the ascending aorta, superior and inferior vena cava, and the pulmonary artery. Upon injection of two ounces of fluid (1) evidence of circulation by distension of aorta, (a) upon the injection of eight ounces of fluid, the aorta was completely distended, and the branches of the arch of the aorta likewise distended, (b) upon the injection of two quarts of fluid, the superior and inferior vena cava both distended. Later an examination proved that this was blood mixed with a small quantity of fluid. Upon the injection of another pint, distension of the pulmonary artery which upon later examination showed blood contaminated with fluid. The injection of another quart, and allowing the body to rest forty hours, showed upon a transverse incision of the lungs an engorgement of the lung, with tissue blood.

Case No. 2. — An aged man, apparently 70 to 80 years, dead 24 hours, height 5 feet 11 inches, weight 150 pounds, injected into the brachial artery having exposed to view anterior lobe of each lung, the heart and the ascending aorta, superior and inferior vena cava, and the pulmonary artery. Upon the injection of three ounces of fluid the aorta began to fill; upon injection of ten ounces of fluid the aorta was fully distended, and the branches of the arch of the aorta likewise distended upon the injection of five pints of fluid, superior and inferior vena cava both distended, the latter filling first. Upon the injection of another pint of fluid distension of the pulmonary artery, showing that the circulation had been carried thus far. Continued injection of fluid showed a portion of the embalming fluid with blood which was tapped from the pulmonary artery at various stages. Allowing the body to rest 45 hours, transverse incisions in the lungs showed them to be much stained and shrunken by the effect of the blood and fluid.

Case No. 3. — Aged man, 5 feet 10 inches, weighed 155 pounds, dead 24 hours when embalmed, injected into the brachial artery, as former cases. Varied evidences of circulation slightly from the former case and after allowing the body to lay 35 hours, upon making transverse incisions in the lungs, discolored tissue stained from blood was found.

The following is an extract from an editorial article published in the March number of the *Medico-Legal Journal*, relating to the subject matter of the Patrick case, and explaining the action of the Society in the case of Paul Schoeppe, convicted and sentenced to death in Pennsylvania on a charge of murder by poisoning, contributed by the President Clark Bell, Esq., as a part and in explanation of the relation of the Society to such cases:

The case of Patrick.

The action of the Medico-Legal Society in the case of Patrick, owing to the very extended notice that has been made of it and the action of the Committee in the public press, may give rise to false views as to the position of the Society in its relation to the investigation it has made and which resulted in the Report of the Select Committee on the case.

From its earliest history this Society has considered it to be one of its most important functions to investigate cases, when it was claimed or alleged that reasonable cause existed in cases where persons had been condemned to death on charge of murder.

The earliest and most important case of this character to which the Society gave consideration was that of Dr. Paul Schoeppe, of Carlisle, Pa., indicted, tried and convicted by a jury on the charge of the murder of Maria M. Stennecke by administering poison to her.

By the law of Pennsylvania, at that time, no right of appeal or writ of error in such a case existed.

The society appointed a committee of five of its members, composed of four physicians and one lawyer, to examine the case and the evidence.

That committee made its report to the Society in writing, accompanied by a short analysis of the evidence, which the Court furnished from the minutes. The committee reported that they had attentively examined the evidence from the printed testimony in the case on the 22d of July, 1869, that the deceased did not, in their opinion, die from morphine.

That the expert testimony of the five witnesses was regarded by the committee as entirely inadmissible, because it was either hearsay or based upon a post mortem examination, which was totally valueless for any scientific or legal purpose.

That the jury failed to properly comprehend the legal truth so clearly presented by the Court in its charge, «That motives cannot be used to determine the primary question that a crime has been committed», and finally the committee expressed the hope that the case might be again laid before a jury, who thought Dr. Schoeppe may have had an apparent motive for the commission of an alleged crime. That will not convict him, till they first prove that the crime has been committed (which in our opinion has not yet been done), and then that he committed it, which is still far from being proved by the evidence thus far offered.

This report and action aroused great interest and its discussion went on in the public press. It is reported in medico-legal papers published by the Medico-Legal Society, Vol. I, at page 130 to 134; the analysis of the evidence submitted by the committee with its report appears at pp. 125 to 138 of the same volume.

The Governor of Pennsylvania, as it is believed in consequence of the action of the Society, refused to sign the death warrant. Schoeppe remained in prison two years. Then the Legislature of Pennsylvania intervened and passed two acts:

First—A general law giving all persons convicted of homicide the right to a writ of error.

Second—A special act authorizing the Court of Oyer and Terminer of the county where Schoeppe was convicted to open the judgment against him and to hear a motion for a new trial, in the same manner as if the motion had been made in proper time.

Such a motion was made and granted and under it he was again brought to trial and acquitted.

The action of the Society is believed to have led to the radical change of the law of that State as to the review by writ of error in capital cases and to have prevented the illegal execution of Schoeppe.

The case of Patrick was brought to the attention of the Society as stated in the transactions of its November meeting, at page 349 of the December number of the *Medico-Legal Journal*.

The Society took it up in the discharge of what it considers the discharge of its duty under its organic law.

Some considerable delay and difficulty ensued in organizing a committee of members of the body who were competent to act and who would consent to serve.

The evidence was very voluminous. Nearly all the members of the permanent commission were consulted, the chemists and many others. The name of Dr. Harlow C. Brooks was suggested to the chair for appointment by an old member, who was ineligible because not a member of the Society, and he was consulted and held it under advisement, but declined to accept membership or to act because of his inability to give the necessary time to the examination and study of the case, and his name was withdrawn by the chair with Dr. Brooks' approval and at his request.

The action of the Society is intended to be wholly impartial, and that no one having any interest in the case be concerned in the action.

The chair, after a careful reading of all the medical testimony from the printed case on appeal, submitted the questions to the committee. He was ex officio a member of the committee, but did not attend its sessions.

As a matter of courtesy, however, he did invite the Hon. William Travers Jerome, district attorney, and Mr. Osborne, of counsel who tried the case for the People, to be present at the meeting of the committee and to advise the chair if any error offered inadvertently crept into the statement as submitted by him to the committee, and he also invited Mr. Samuel Bell Thomas, Esq., who was associate counsel for Patrick, to submit any brief to the committee which he might wish to make, but the selection of the members of the committee and the conduct of the hearing were made by the chair, without the suggestion of Patrick or of his counsel.

It was made distinctly prominent that the action of the committee should be entirely impartial as between Patrick and the State and confined strictly to the scientific and medico-legal value of the questions submitted to the committee for its consideration.

The report of the committee was on motion received and discussed before the body and was finally unanimously approved by the Society.

Progress of railway surgery in America

Par M. George Chaffee, Brooklyn.

History of organization

In looking up the history of railway surgery in America, the first effort on record toward organizing a surgical department was made in the year 1869 by Mr. A. N. Towne, vice-president of the Central Pacific Railway. He organized for that company what is known as «The Railway Employees Hospital Association» which is supported jointly by monthly contributions by the company and employees. On September 1st, 1873, the Erie Railway Company organized a surgical department with Dr. J. W. Ranney of New York City as chief surgeon. Some two years later the service of this department was closed. Very soon after this a department similar to that on the Central Pacific was organized by the Missouri Pacific Railway Company, with Dr. W. B. Outten of St. Louis, Missouri, as chief surgeon.

To the hospital service of the Missouri Pacific and its chief surgeon the eye and ear of every one who has been interested in the success and advancement of railway surgery has been turned and never in vain. As a result of this kindly aid on the part of Dr. Outten, and his official associates, a similar service has been organized on nearly every railway of importance in America.

Features of a surgical and relief service on railways:

Every well organized surgical service embraces most of the following features:

1. — A chief surgeon with a staff of local surgeons along the line of railway.

2. — First aid to the injured.
3. — Hospital cars.
4. — Emergency stations.
5. — Railway hospitals or Contract hospitals.
6. — Insurance feature with accident, sick and death benefits.
7. — Physical examination of employees.
8. — Mental fitness of employees.
9. — Pension of employees.
10. — Railway sanitation.
11. — Medico-legal features.

Every surgical service on a railway should have a chief surgeon. A service without a chief surgeon is a department without a head, leaving the local surgeons to grope in darkness. It is incomplete and unsatisfactory, for results which we expect cannot be obtained. A chief surgeon saves his company many times his salary annually. It costs a company less to have the service of a chief surgeon than to do without it.

The value of first aid and the proper application of first dressings is too well understood and appreciated to require discussion. Hospital cars have been equipped with necessary appliances for emergency work and have been placed in service by many of our railway companies. No surgical service is complete without a hospital car. Dr. W. A. Applegate, chief surgeon of Southern Railway Company, has now under consideration the equipment of fifteen hospital cars for that system. Dr. Frank K. Ainsworth, chief surgeon of the Southern Pacific Railway Company, as recently had placed in service a number of hospital cars. One is fitted up in royal style, with bath, &c. This car is well adapted

for the purpose of transporting across the continent one who may
be sick or injured and able to afford the luxury of a private hospital car with surgeons and nurses in attendance. The emergency
stations are fitted up in a room at the depot or in a building
near by. Cases are taken to these stations for first aid dressings,
emergency operations, &c., and to await the arrival of the hospital car or improvised relief train which transports them to the
hospital.

Railway hospitals: Many companies maintain hospitals for
their employees, some having as many as five distributed over
the system, while others have what is known as «The Contract
Hospital Service». In the latter case the company has a contract
with hospitals along its line which gives the company the privilege of sending cases to the hospital for treatment. At the shops
of the Erie Railway Company at Hornellsville, N. Y., Dr. C. S. Park-
hill, the company's surgeon, has organized and equipped a
small room in each shop, which is known as the «Emergency
Hospital in Railway Shops». First dressings as well as emergency
operations may be made in these small hospital rooms. They
have proven of enormous value to the Erie Company in the saving of life, limb and money.

Physical examination and mental fitness: Physical examination and mental fitness of employees is of great importance.
These features are receiving proper attention by most of the
railway companies of America. The pension of employees has
only been in operation a very few years, but is very popular
and has the approval of all. The value and importance of railway
sanitation is not yet fully appreciated for it is still in its infancy.
By some companies an effort is being made to disinfect all sleep-
ing cars and the cars of all through trains at the end of each
run. Much is expected in this line as many of our ablest men
are making a study of the subject.

Medico-legal features: Nearly every case of railway surgery has its special medico-legal features. During the last fifteen
years great advances have been made along this line by the railway surgeons and railway attorneys of America. Through the
meetings of various associations and the publication of papers
and their discussions, they have come to know and understand
each other far better than they formerly did, the credit for which
in no small degree belongs to that distinguished student and
indefatigable worker, Clark Bell, LL. D., delegate from the Govern-

ment of United States to the International Medical Congress at Lisbon. America owes a debt to dr. Clark Bell for his earnest labors in developing the medico-legal science which it will never be able to repay.

Railway surgeons associations: Chief among the associations of railway surgeons and railway attorneys of America are the following. Section on railway surgery of the Medico-Legal Society of New-York; The New-York and New-England Association of Railway Surgeons; the American Association of Railway Surgeons and very many other associations composed of the surgeons and attorneys of entire trunk lines.

Literature of Railway Surgery: The first proceedings of the American Association of Railway Surgeons were published for two years in the *Fort Wayne Medical Journal*, edited by Dr. C. B. Stemen of Fort Wayne, Indiana. For the next three years they were published in the *Railway Age* at Chicago, and edited by Dr. B. Harvey Reed then of Columbus, Ohio, now of Rock Springs, Wyoming. In 1894, a journal called the *Railway Surgeon* was established and published under the management of the *Railway Age* with Dr. B. Harvey Reed as editor. Dr. W. B. Outten of St. Louis succeeded Dr. Reed as editor of the *Railway Surgeon*, and Dr. Louis Mitchell of Chicago succeeded Dr. Outten in the same position. In 1894 the *International Journal of Surgery* established a department of railway surgery in that publication and the writer was selected as its editor. During the last fifteen years much has been written upon the subject of railway surgery. The writer has everything bound that has been written upon this subject in America.

For a number of years the *International Journal of Surgery* has been the official organ of the Erie Association of the Southern Railway and of the New-York and New-England Association. At the meetings of the latter association a symposium has always been provided. At its meeting in 1905 the symposium was on «Injuries to Head and Spine» which was considered the most valuable symposium on the head and spine ever presented in America. The April, 1906, issue of the *International Journal of Surgery* will be a special «Railway Surgery Number» and this symposium on head and spine will occupy the entire journal. Its value to the literature of railway surgery is apparent. In the *Medico-Legal Journal* is a department of railway surgery edited by Clark Bell, LL. D.

Epilepsy in legal medicine

Par M. Frederic Clift, Utah

Epilepsy — A disease of the highest nerve centers, with important psychological relations; it bears the stamp of incurability from the start, and all degrees of mental deterioration may be found among those subject to it. The disease may range from a slight impairment of the memory, or impulsiveness, to paroxysms of furious mania. It is now classed among the homicidal insanities, and is without doubt one of the most dangerous, as also one of the most interesting of the diseases to which flesh is heir. It touches all sorts and conditions of men, and its frequency and deteriorating influences, on mind and body, makes its medico-legal relations a matter of great importance, and one which deserves the serious attention of the jurist.

Maudsley has said:

There is a destiny made for man by his ancestors, and no one can elude, were he able to attempt it, the tyranny of his organization. The sins of the father, including intemperance, do not necessarily fall upon his immediate descendants; they may be latent or undergo transformation, and only come to the surface in the third or fourth generation; and there is a possibility that they may be neutralized or exacerbated by wise or foolish inter-marriage. We know that certain neuralgias indicate insanity in ancestors, whilst insane parentage frequently results in epilepsy in the offspring.

Man has learnt to adopt scientific principles in the selective breeding of various animals for domestic and other purposes, but he fails to apply the same law to himself and his children. Efforts have been made in this direction by the legislatures of several of the most advanced states of the Union. Laws in relation to the intermarriage of certain classes are found on the Statute Book, but the absence of mutuality, on the part of the several states, makes the law one easy of evasion. Time and the extension of these laws to neighboring states will alone determine the feasability of the effort to override the «great declaration» in regard to the consequences, that inevitably follow a depraved course of life. Science establishes the fact that the seeds of epileptic and insane neuroses, the physical results of degeneracy, have, in the majority of cases, been sown in the far distant past. The resulting evils have failed to be overcome by the intermediate selective marriages of the immediate ancestors.

Epilepsy is a disease of varying moods; no two cases, no two attacks are necessarily alike. Each case, each patient, is a law unto himself. Whilst the ordinary phenomena of epilepsy, hysteria, etc., are not regarded as evidences of insanity; yet, in a certain number of cases, the extraordinary phenomena, and their consequences, result in definite types of insanity.

They become evidences of a mental decline, which, after passing through more or less active stages, will end in dementia or idiocy. Every effort should therefore be made to prevent the marriage of individuals affected with genuine epilepsy. There is no form of mental disease in which there is so much danger of a recurrence, or of the appearance in the descendants of new mental psychoses, such as paranoia, idiocy, etc. It has been asserted that transformation, rather than recurrence, in the types of a given hereditary neuroses, is the rule. It does not, however, follow that the degenerative psychoses will affect all the descending members in a given family line. The conservative and progressive tendency of nature, towards repair, frequently, in the case of one or more of such descendants, triumphs over hereditary degenerative tendencies.

The question of responsibility, on the part of those affected with epilepsy, is a very important one from a medico-legal standpoint. The subject is involved in much obscurity. Zacchias says: —«Every epileptic ought to be regarded as irresponsible for acts committed by them within three days before or after an epileptic attack.» Today we place no arbitrary limit to the period of irresponsibility.

The epileptic is liable to become, suddenly and without warning, as one possessed; frenzy and frightful hallucination precede or follow the fit, or it may be a series of fits. He becomes pugnacious, violent and brutal. If moody, he may become suicidal. He is wholly without knowledge of his surroundings, or of what is taking place. After a few minutes, or perhaps hours, he regains consciousness, only to learn that he has committed perhaps one of the most atrocious crimes of the century. He may or may not have had previous maniacal excitement at such times. In this particular instance, it may have flashed forth as a stroke of lightening out of a summer sky, or, if there have been previous paroxysms, he has been during the intervals of perhaps weeks, months, or years; rational, gentle, amiable, and all that loving friends could wish, but the deed is done, the boy goes to the grave, perchance a matricide; the destroyer of the one he would, in his ordinary senses, have given his life to defend. How many in the past have paid the death penalty for deeds done under circumstances such as pictured. Unmerited punishment has often been inflicted—unmerited, if possession of will-power, self-control, and intent are to be deemed as factors in laying a foundation for conviction in the case of any and all crimes. Even today, the civilized world has no common standard in such cases. The picture suggests much — who of us can throw the first stone? Our ancestors may boast the bluest blood of the New and Old Worlds, but our children's children may have to pluck the fruit from the tree that we ourselves have planted. What are the danger signals? The most advanced scientists of today can at best only tell us that they are fleeting, elusive and indefinite. The so called «aura» is found in less than fifty per cent of all cases of grand mal. It indicates the onset of the nervous tempest which is about to follow, and, although largely subjective, these «auras» whenever found demand attention and interpretation. The interval between the «aura» and the attack varies from perhaps a few seconds to many minutes, during which the patient may be able to prepare for, or even prevent the attack. In the less severe form of the disease — but one which, nevertheless, is equally destructive to mind and body — the convulsion may be wanting, and we may find only its psychic equivalent. This may take the place of the epileptic paroxysm, or may become the prodromata, and as such should be considered as part of the attack.

There may be no warning to patient, physician or friends. The subject frequently becomes quarrelsome and morose; there is possibly a transient stupidity or absence of mind, perhaps a random or irrelevant remark, or a loss of memory and inability to collect his thoughts, or explain himself. Distress follows with irritability, he finds fault without a cause and is overwhelmed with anxiety. These mental and physical conditions become insupportable.

He is impelled, by an irresistible power, to accuse relatives and friends of hostility, and to imagine conditions which are entirely foreign to his environments. Such hallucinations, and delusions of persecution, may pass into what has been termed the «dream state», in which the subject believes that he has been ill-treated or injured. The warning, however, is too late — the threatening storm breaks — some deed of violence is done. Relief follows.

Consciousness is gradually regained, fragmentary facts may perhaps recall the deed. Again, the prodromata of successive attacks may be almost identical in character, or the illusions and their reproductions from time to time in the mind of the subject may lead to a systematized delusion of persecution, and a criminal exhibition of the *Ego*.

The epilepsy of each individual is largely peculiar to himself. No general rule involving the quantum of responsibility can be established. One may exhibit symptoms which may be recognized the world over as dangerous, and as rendering the subject irresponsible for the result of any outward manifestations, whilst others display none of these symptoms. Instead there has been no *complete loss* of consciousness, perhaps only a slight or almost imperceptible muscular spasm. The evidence may show at the most only a few unintelligible words with or without grimaces. This — a so called abortive or incomplete attack — may, after a longer or shorter period of time, be followed by other attacks, during one of which the occurrences leading to the pending inquiry may have taken place.

After such an attack, the events of the lucid intervals may be entirely obliterated from the subject's memory; there may possibly be not even the shadow of a dream to suggest to him that which has occurred. The fact must not be overlooked that maniacal excitement is not always associated only with the severer forms — it is frequently found in the milder forms of the disease; — neither must it be forgotten, that some one or more of these prodromata may occur periodically from time to time, in a more or less masked form. Finally, the epileptic fit supphes, when perchance it is too late, the interpretation of that which has existed and heretofore been inexplicable.

Krafft-Ebing says:

Instead of the convulsive seizures characterized by tonic or clonic spasms, with marked disturbances in consciousness, there may occur, what are termed psychic equivalent attacks. These may be divided categorically into three groups:

1st. Transitory disturbances in consciousness, lasting for a few seconds or minutes;

2nd. The same psychical effect associated with slight motor involvement such as turning of the head — temporary squint, etc.

3d. Clouding of consciousness with affective emotional disorders, accompanied by anomalous automatic impulsive acts.

There is no form of mental aberration which is more commonly ignored, or not recognized, than the milder types of the psychoses which belong to latent epilepsy. Among the immediate causes, which conduce to epilepsy, we find that the lymphatic diathesis — leading to various neuroses of infancy, such as tetany, infantile eclampsia, rickets, etc. — is largely responsible for the epilepsy of later life. Gowers writes: «Whether rickets is, or is not preventable, there is little doubt that its development may always be prevented by proper attention to the diet and hygiene of infancy. These facts, therefore, suggest that a considerable proportion of cases of epilepsy are really within the range of preventable disease.»

We have learnt that scientific infant feeding and hygiene impedes the development of the rickety and lymphatic constitution — with their attendant neuroses, among which epilepsy takes first place. Syphilis is one of the direct causes, whilst, among various reflex causes, are found phimosis, adherent prepuce or clitoris, or stenosis of the uterine os, and surgical diseases, implicating the nerve trunks. The pathology is still a matter of theory. The disease is largely progressive, and the attacks become more severe both in type and extent. The terms grand mal, or general and petit mal or partial epilepsy, are used to indicate a difference in degree and intensity of:

1st. The motor spasm;
2nd. The impairment of consciousness during the attack.

In grand mal, both consciousness and motor spasm are involved to a profound degree — while in petit mal, motor spasm and loss of consciousness may only be slightly impaired. Further, *in general epilepsy*, motor spasm may be limited in extent, and loss of consciousness may be slight or transient, and limited to one condition to the exclusion of the other.

Pershing's word picture of «grand mal» may be studied to advantage: «Aura, if it occur, short; absolute loss of consciousness; a single cry; fall, regardless of danger; dilation of pupils; tonic spasm; clonic spasm; frothing at the mouth, often bloody from tongue having been bitten; involuntary evacuations may occur; gradual lengthening of interval between jerking movements, followed by cessation of spasm and return to consciousness. During the convulsion, words are never uttered, and the movements never express any emotion or purpose whatever. Convulsion lasts only a few minutes and is generally followed by a deep sleep.»

The possibility of a transition from the milder to the more severe forms must also be recognized in all cases, but frequently «petit mal» remains such to the end. The status epilepticus is established where there is a constant succession of attacks extending over many hours. This condition is especially dangerous to life; although the general physical health is not necessarily affected, it is otherwise as regards the mental. A recent writer suggests the systematizing the study of the disease under four divisions:

1st. The pre-paroxysmal, or pre-epileptic stage—the period of aura or warning;

2nd. The paroxysmal or period of convulsive movement or warning;

3d. The post-paroxysmal, or period of sensory loss, aphasia, or acute psychoses;

4th. The intra-paroxysmal, or period of mental abnormality, during which evidences of morbid propensities—stigmata—may be observed.

This suggestion is one that commends itself when dealing with the subject from the medico-legal point of view. The mental derangement may show itself during, or at any one of these stages; full and complete inquiry must therefore be made. Where there have been previous seizures, the intra-paroxysmal, or so-called intervallary period furnishes very important evidence. The actions and memory, in regard to the alleged act, during this period, and the relation of the act, in point of time to the preceding or following seizure, are matters of the greatest importance. Innocence is frequently established by noticing the first acts, and the things that are first recalled, as the subject gradually recovers full consciousness. All circumstances surrounding the seizure must be weighed: Was the crime committed more or less about the time when the mental derangement would be likely to recur? Did his general behaviour and actions indicate perverted conditions? The medico-legal conclusion must be largely based upon the fact that there has been:

1st. A violent, explosive, outburst.

2nd. The existence of temporary mental disorders, following epileptic paroxysms.

Epilepsy is the growth of years during which there has been a succession of attacks. The same *form of mental disturbances* may be looked for in the subsequent, as were found in previous attacks, but there will usually be found a progressive deterioration. The insane state, at first limited to the time of the attack, becomes almost constant, and ends in epileptic dementia or idiocy. Criminal instincts rarely develope quicker than the disease—and although modified, and mild, at the first—they maintain in each individual case the same general character before each fit, and this over a prolonged period of time. The mental condition of the subject must be inquired into and the facts weighed in the balance, both before, at the time of, and subsequent to the epileptic seizure. It is very rare for the first epileptic convulsion to be followed by furious mania or to be attended or preceded or followed by acts of violence. The medico-legal expert is not infrequently called upon to distinguish between epilepsy and homicidal mania—between committal to the asylum, or to the gallows. The subject being admittedly epileptic, the question arises: Is he sane or insane? Although he may act as an ordinary sane person during the entire period covered by the inquiry, except at the moment of the convulsion, the evidence that he is sane at that, the critical moment, must be strong and conclusive; yet, at the same time, the fact of such a seizure must not be deemed to be, in itself, prima facie, evidence of insanity. The responsibility thrown upon the expert is great and he bears the burden of it more often than not, in the face of clamor and prejudice.

Epilepsy is frequently simulated by the hysteric, the impostor, the malingerer and the criminal. The expert, therefore, must be on his guard. Almost every typical epileptic condition may be feigned; the exceptions may be:

1st, Change in color of eyes;
2nd, Condition of the pupils.
3d, Insensibilty to suddenly inflicted pain, and unexpected irritation

Various tests under each of these heads have been suggested, but no one test should be deemed conclusive. The expert must adopt such physical or other tests—as may seem most appropriate to the particular case. Does the evidence show hallucination with delusion of persecution prior to the fit? Was there an unusual readiness to quarrel on the least or any provocation? Was a flushed face, injected conjunctive, headache, or dazed condition noticed or complained of? After the explosion did the mental atmosphere clear up with possibly no recollection of the recent outbreak? Was the act excused by the subject on account of his being provoked, or annoyed by the acts of others? Did the nerve storm increase as time for usual fits approached, so much so that acts appeared to have been committed under conditions suggestive of premeditation? Did the subject for perhaps hours, or days, prior to explosion become nervous, irritable, restless, and sleepless? Perhaps though, the sleeplessness had been overcome by the administration of bromides. Where the subject declares he had not the slightest motive for the homicidal act—suspect epilepsy; even if there is no proof. Griesinger says: «We may have a morbid mental state which may present no external manifestations».

There is direct relationship between petit mal and transitory mania. Pershing, describing the latter, says,

The mental disturbance is transitory, occurring after the epileptic attack or just before it or constituting the entire attack. It may consist of a hallucinatory delirium, leading sometimes to impulsive acts of great violence, or of a dazed stupid condition, appearing normal to the casual observer, in which patient performs accustomed actions in the ordinary way, but is liable to be impelled to any foolish or criminal act by ideas over which he has no control. The insane state may last but a few minutes, or for days. When it passes away the patient has usually absolutely no recollection of it, and at best his recollection of it is very imperfect.

Finally—the expert will not confuse incomplete attacks of ordinary epilepsy with the partial forms of the disease. In the latter, the spasm or convulsion is limited to one region of the body, such an arm, a leg, or a single group of muscles. Furthermore, consciousness is not lost unless a general convulsion ensues.

DISCUSSION

Mrs HARRIET C. B. ALEXANDER: In epilepsy as elsewhere heredity is a may be, not a must be. I have never found that epileptics produce epileptics, to any great extent. The inebriate father or mother is more likely to produce epileptics than are epileptics.

The epileptic must be considered as an *individual* plus a disease. The convulsion must not be proven to establish the status epilepticus. From any other standpoint the question, medico-legally, would be unsound. The epileptic convulsion is a habit of the system. I have found that a potent cause of the formation of this habit is long continued auto-intoxication. The most atrocious crimes have been committed by epileptics in whom no convulsion seizure had ever occurred.

In the concluding paragraphs the writer has evidently confused «Jacksonian epilepsy» with true epilepsy, and calls it a partial form of the disease, when it is a separate distinct disease—such confusion would be fatal when on the stand as an expert.

Dysenterie avec abcès du foie

Par M. SILVA AMADO, Lisbonne.

(L'original n'a pas été reçu)

When abortion is justifiable

Par M. Stanley B. Atkinson, Londres [1]

As a general rule if care is taken to induce labour by artificial means only when the fœtus has attained probable viability, then *premature delivery* is effected. When the gravid uterus is evacuated regardless of the well-being of the fœtus, that is, prior to its attaining the possibility of a separate existence, *abortion* is effected. If the fœtus is born dead, the term *miscarriage* is useful for polite use.

In law all modes of accelerating birth, or rather of preventing the normal continuance of pregnancy, are *criminal* abortion — should the fœtus survive however, no further forensic developments are probable; they are unlikely if the abortion is successfully executed.

The medical practitioner, prior to and during the operation of legitimate abortion, must take certain definite precautions in order to be prepared with a strong defence should his name and fame be attacked in connection with his professional advice or action.

I. He must act throughout openly and court reasonable publicity before proceeding to operate. The written coinciding opinion of a brother practitioner of recognized probity who has been called previously into consultation should be obtained and retained. Consent to the proposed measures, in writing, should be extracted from the husband, the parents or the next friend of the patient. During the operation, a friend of the family seated at a convenient distance, or preferably a respectable nurse should be present.

Neither for love nor for money must the medical man be beguiled into an illegitimate operation. He must refuse to relieve, under chloroform, a wedding-singless young woman of her alleged unknown shame.

He must refuse to aid a mother in illegally limiting her family. Indeed, if such seductive approaches are made, the proposers should be warned fully of the felonious nature of their desires; they should be summarily dismissed, preferably after the

(1) These notes up on the justifiable interruption of gravidity are written from a protestant and british standpoint

words of the penal act have been recited to them slowly and
deliberately.

It must indeed be remembered that forensically the *intent*
(expectation) is of greater moment than the *extent* of the operation, hence: a) Great caution will be needed in treating cases of
pseudocyesis, monsters and moles, ectopic gestations and even of
ovarian and of fibroid uterine tumors, for until the 5th month of
graviditas differential diagnosis of early pregnancy, both by the
mother and by the medical man is often impracticable. b) Although it may be necessary to procrastinate active measures until the diagnosis is ascertained, all temporisings with the patient
which may be of *prima facie* suspicious appearance must be ri-
gidly avoided.

Should a *placebo* be indicated to appease a woman who wishes
«to bring on the courses» or «to remove the obstruction», and
who as yet presents insufficient signs of pregnancy, the medical man must refrain from prescribing «reputed abortifacients»
and is wise in indicting the recipe in english. Sudden amenor-
rhœa in nubile women presumes pregnancy. With such cases an
examination of «the chest» should be requested in order to investigate the local secondary signs of pelvic circulatory activity
there exhibited; in these cases excessive zeal in local vaginal
examination, manual or instrumental, should be repressed, unless
he is positive, as the result of a routine examination, that the
patient is not gravid; similarly he must not rashly order vaginal
douches nor proceed to dilate the *cervix uteri*, because he is informed by the patient that another medical man diagnosed «a
displacement of the womb». In all these cases a scheming patient
may entrap an unwary practitioner.

In all such operations a full fee should be charged in the
ordinary way. Should any unforseen complications arise it would
be well to appeal at once for the professional advise of obstetrical specialists well recognised by the public and by medical prac-
titioners generally.

II. Before deciding to operate, the practitioner must be confident
that he has sufficient skill and ability to carry the process to a successful issue; otherwise he had better refer the case to more competent hands, for any mismanagement will be widely published
and will bring great discredit upon his own practice, even if it
does not lead to an action at law for *malpraxis*. The technical
legal results of failure are very grave, should the patient die after

the operation a charge of «constructive murder» may be brought; if the child after birth dies, owing to prenatal artificially inflicted injuries, it will have been «murdered». In France an action for damages will lie against the negligent accoucheur at the suit of the injured child.

It may be taken as sound doctrine that medicinal ecbolics and abortifacients only operate, if at all, by putting the woman's life in extreme peril. Hence such measures should not be adopted by the medical man, who may be charged with «administering a noxious thing» should be experimen, in this sense.

III. The operator must be quite convinced and fully able to withstand a severe cross-examination as to the necessity of an operation wich may lead to legal proceedings. He must be prepared to prove that his action was as Lord Hale said «to cure the mother of a disease» or «on behalf of the child already exsordised life. The law has regarded abortion rather as an offence against the person of the gravid mother than as an assault upon the unborn child, who to that extent is subject to the *jus vitae necisque* at the will of the skilled obstetrician. If the continuance of the pregnancy would in all probability be fatal to the prospective mother, the law will condone abortion exercised, as it then is a therapeutic measure. Such cases are as follow:

A — Where the ovuline structures are involved: as with cystic disease of the chorion, acute hydramnios, or with inevitable and missed abortion. When case appear to present the signs of a threatened or inevitable abortion, as from rupture of the amniotic hydrosphere or separation of the placenta from its uterine site the need for active treatment will vary; in the former case the uterus should evacuate itself, in the latter case the patient must be carefully guarded against excessive loss of blood, it will be unwise to leave her if haemorrhage is proceeding until the foetus is born, but it must be remembered that even after half the placenta has been separated a foetus has continued to thrive until term. Once a part of the placenta is detached it never can functionate again.

With a missed abortion, an unexpelled dead foetus or a molar pregnancy no interference is necessary unless the mother is untowardly affected, as by sepsis reculting. Every thing that leaves the woman should be kept for personal medical inspection.

B. — Where a general or local morbid condition of the expectant mother renders a termination of the pregnancy essential.

a) Among the general pathological conditions are the varieties of *Toxaemia gravidarum:*

1. — *Hyperemesis gravidarum*, where after mid-term the symptoms continue and the woman is losing ground; leucin and tyrosin in the urine is a test.

2. — *Chorea gravidarum* with great restlessness, sleaplessness and consequent exhaustion. *Dementia gravidarum* may be a sequel to the *chorea* or may be a primary complaint; it should be called «brain fever». Malingerers must be guarded against.

3. — *Albuminuria gravidarum*, whether an acute nephritis or presenting the signs of uraemic *Eclampsie* near the normal term, may or may not indicate the interruption of pregnancy.

4. — Wasting diseases generally may be an indication if the mother's length of life is to be prolonged; hence *advanced cardiac and pulmonary disorders* may justify abortion.

b) The local causes are such as prevent a full term fœtus being born *per vias naturales;* otherwise consent to Cæsarean section may be refused, or this operation may be deemed unadvisable.

In these women their health history, both general and obstetrical, is all important; their previous experiences, if any; the «habit» of abortion at a certain period of pregnancy may aid the practitioner. A personal examination of the woman is also essential, both by a general inspection of her build, as by local, direct and indirect, measurements. The common justification for abortion is malformation of the boney pelvis, it is necessary (apart from operative procedure) where the true conjugate is less than 6,5 cm, or where there is some impassable obstruction as a tumor or cicatrisation in the passages through which birth is to be effected. Severe uterine displacements, rupture of the uterus may also render abortion desirable.

VŒUX

La section émet les vœux suivants:

1. — Il serait à désirer que toutes les nations suivissent l'organisation anthropométrique portugaise, extensive à tous les pays et harmonique dans ses procédés, afin d'établir d'une façon pratique et profitable l'identification internationale.

2. — Qu'il soit organisé, dans chaque pays, un service d'examen médico-psychologique des détenus, à la tête duquel seraient placés des médecins aliénistes.

CLÔTURE

M. Silva Amado, dans une brève allocution, remercie les collègues étrangers et nationaux qui ont bien voulu honorer le Congrès de leur présence et de leur collaboration au succès de la Section de Médecine légale.

TABLE DES MATIÈRES

Première partie — Rapports officiels

XV Congrès International de Médecine

Lisbonne—18-26 Avril 1906

Section XVI

Médecine Légale

2.ᵐᵉ FASCICULE

LISBONNE
IMPRIMERIE ADOLPHO DE MENDONÇA
1907

XV Congrès International de Médecine